Dieta basada en plantas: paquete 2 en 1

La guía para principiantes y fácil de seguir para llevar una vida más saludable y vegana, perder peso rápidamente

Cocinero de Hellen

ii

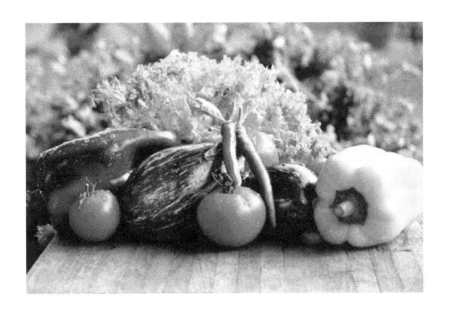

Índice

Dieta a base de plantas para principiantes

Introducción 1

Capítulo 1 Historia de la dieta basada en plantas.............................. 3

Capítulo 2 Beneficios de la dieta basada en plantas 5

Capítulo 3 Qué comer y qué evitar... 15

   Alimentos para comer ....

   Granos ....

   Verduras...

   Frutas ....

   Legumbres ....

   Nueces y semillas...

   Calcio ....

   Hierro ....

   Zinc ....

   Yodo...

   Proteína ....

   Omega-3..

   La vitamina D ....

   Vitamina B12 ....

   Alimentos a evitar ....

Capítulo 4 Lista de compras básica.. 26

Capítulo 5 Recetas de desayuno revisadas 27

Sabrosas magdalenas de avena ....

Tortilla con harina de garbanzos ....

Pan blanco para sándwiches ....

Un brindis para recordar ....

Panini sabroso ....

Sabroso pastel de avena y zanahoria...

Tarta de cebolla y champiñones con una buena corteza de arroz integral

Un perfecto batido de desayuno...

Gazpacho de remolacha ....

Arroz vegetal...

Risotto de calabacín ....

Capítulo 6 Recetas para el almuerzo.................................41

Arroz basmati integral Pilaf..

Arroz mexicano..

Arroz con alcachofa y berenjena ....

Frijoles negros y arroz ....

Sándwich de alcachofa y judías blancas para untar ....

Envolturas de garbanzos de búfalo ....

Envolturas de vegetales de coco ....

Sándwich de pepino y aguacate ....

Lentejas para untar en sándwich ....

Los molinetes de tortilla mediterráneos ....

Pita Pizza..

Burritos de arroz y frijoles ....

Molinetes de ricotta y albahaca ....

Sloppy Joes hechos con lentejas y Bulgur ....

Hummus picante y envoltura de manzana ....

Tomates secos para untar ....

Sándwich de batata para untar ....

Sándwich de calabacín con aderezo balsámico ....

Ensalada de manzana y menta con crujiente de piñones ....

Ensalada de tomate y garbanzos y espinacas ....

Ley de Mango y Repollo Rojo ....

Capítulo 7 Recetas de sopas **64**

Sopa de resfriado ....

Sopa de lentejas francesa con pimentón ....

Sopa de calabaza ....

Sopa de garbanzos y lentejas ....

Sopa de frijoles y lentejas ....

Guiso de lentejas de cebada ....

Sopa de fideos de garbanzos ....

Sopa cremosa de zanahoria y judías blancas ....

Sopa cremosa de puerro y patata ....

Sopa de crema verde de brócoli ....

Sopa fría de maíz dulce ....

Sopa de guisantes y menta ....

Sopa de tomate y albahaca ....

Sopa de cebada con hongos ....

Sopa Miso ....

Sopa de Maravilla ....

Sopa de tortilla ....

Sopa de albóndigas griega ....

Sopa cremosa de coliflor al curry ....

Sopa de champiñones de lima y hierba limón ....

Capítulo 8 Recetas para la cena **87**

Hamburguesas de pita con champiñones de garbanzos ....

Puré de patatas indio ....

Garbanzos y espinacas al estilo andaluz ....

Gratinado de calabacín ....

Paté de zanahoria y anacardo ....

Bistec de coliflor con puré de guisantes dulces ....

Pasta para codo de taco ....

Lasaña Vegana ....

Anacardo cremoso Alfredo ....

Pasta de calabacín ....

Fideos Soba de Maní Picante ....

Tacos de frijoles de barbacoa con salsa tropical ....

Salsa de hongos borgoña sobre polenta ....

Cazuela de arroz integral con zanahoria y espinacas ....

Pimientos rellenos de verdura con anacardo ....

Curry de coco con coliflor y tomate ....

Camotes rellenos al estilo griego ....

Imitación de pasteles de cangrejo con tofu ....

Pan de lentejas y champiñones (Pan de carne falso) ....

Nuggets de pollo sin carne ....

Portobello Boloñesa con fideos de calabacín ....

Quesadilla con judías negras y batata ....

Calabaza de bellota rellena de quinua ....

Cazuela de maíz y espinacas picantes ....

Capítulo 9 Recetas de postres y bocadillos 121

Mango y Papaya After-Chop ....

Peras Bosc salteadas con nueces ....

Pudín de arroz integral ....

Ensalada de taco a base de plantas ....

Cuadrados de energía bruta ....

Nuez de Castilla y León ....

Dátiles Porcupines ....

Chia de frambuesa y pudín de frambuesa ....

Panecillos de plátano ....

Mousse de chocolate a base de aguacate ....

Pastel cremoso de plátano ....

Helado de plátano y mango ....

Ensalada de vegetales picados ....

Capítulo 10 Batidos a base de plantas **135**

Increíble batido de arándanos ....

Batido verde ....

Batido de chocolate cremoso ....

Licuado de col rizada escondido ....

Batido de proteína de arándano ....

Batido de frambuesa y lima ....

Licuado de menta monstruoso ....

Batido de plátano verde ....

Batido de café de canela ....

Batido de naranja ....

Batido de calabaza ....

Batido de cúrcuma ....

Batido de verduras ....

Conclusión **148**

Plan de alimentación basado en plantas

Introducción **150**

Capítulo 1 ¿Qué es la dieta a base de plantas? **152**

Capítulo 2 Tipos de dieta a base de plantas 158

Capítulo 3 Cómo una dieta a base de plantas puede mejorar su salud.
.... 159

Capítulo 4 Consejos útiles 162

Capítulo 5 Lo que vas a comer 167

Verduras y legumbres ....

Nueces y semillas ....

Granos enteros ....

Frutas ....

Capítulo 6 Lista de compras básica 175

Capítulo 7 Cómo planear su comida 178

Capítulo 8 Plan de comidas de 21 días 180

DÍA 1 ....

Receta de desayuno: Barra de desayuno de avena y mantequilla de
maní ....

La receta del almuerzo: Champiñón Vegano Pho ....

Receta para la cena: Pimientos rellenos ....

Receta de postres y bocadillos: Mordiscos energéticos de chocolate y
mantequilla de cacahuete ....

DÍA 2 ....

Receta de desayuno: Tortita de plátano con chispas de chocolate ....

La receta del almuerzo: Hamburguesa de remolacha de raíz roja rubí.

Receta para la cena: Sushi de batata ....

Receta de postres y bocadillos: Licuado de bayas 191

DÍA 3 ....

Receta de desayuno: Sándwich de desayuno de aguacate y 'salchicha'.
....

La receta del almuerzo: Pizza de calabaza cremosa ....

Receta para la cena: Frijoles rojos y arroz ....

Receta de postres y bocadillos: Helado de Coco y Mango ....

DÍA 4 ....

Receta de desayuno: Rollos de canela con glaseado de anacardo ....

La receta del almuerzo: Lasaña Fungo ....

Receta para la cena: Curry de tofu de coco ....

Receta de postres y bocadillos: Pan de chocolate, plátano y nueces ....

DÍA 5 ....

Receta de desayuno: Quiche de tomate y espárragos ....

La receta del almuerzo: Tofu agridulce ....

Receta para la cena: Falafels de Tahini ....

Receta de postres y bocadillos: Helado de mantequilla de maní ....

DÍA 6 ....

Receta de desayuno: Waffles de jengibre ....

La receta del almuerzo: Camotes rellenos ....

Receta para la cena: Tazón de Buda de Tempeh cubano ....

Receta de postres y bocadillos: El batido de la 'Máquina Verde' ....

DÍA 7 ....

Receta de desayuno: Pan de fresa y plátano delgado ....

La receta del almuerzo: Quesadillas de batata ....

Receta para la cena: Tazones de enchilada horneados ....

Receta de postres y bocadillos: Yogur de coco Pudín de Chia ....

DÍA 8 ....

Receta de desayuno: Garbanzos griegos en tostadas ....

La receta del almuerzo: Satay Tempeh con arroz de coliflor ....

Receta para la cena: Brócoli y champiñones salteados.......................

Receta de postres y bocadillos: Fudge...

DÍA 9 ....

Receta de desayuno: Garbanzos asados..

La receta del almuerzo: Envolturas de Tofu Teriyaki ....

Receta para la cena: Tempeh glaseado de arce con quinoa y col rizada
....

Receta de postres y bocadillos: Brownie de chocolate de aguacate .....

DÍA 10 ....

Receta de desayuno: Revuelto de Tempeh de papas dulces ahumadas

La receta del almuerzo: Tofu y frijoles Tex-Mex...............................

Receta para la cena: Chili de cocción lenta ....

Receta de postres y bocadillos: Tarta de queso de arándanos con limón
crudo y vegano..

DÍA 11 ....

Receta de desayuno: Tortilla de garbanzos esponjosos ....

La receta del almuerzo: Fajitas vegetarianas ....

Receta para la cena: Carne molida con salsa de tomate marinara ....

Receta de postres y bocadillos: Batido de café y cacao dulce ....

DÍA 12 ....

Receta de desayuno: Tostada de humus fácil ....

La receta del almuerzo: Tofu Cacciatore ....

Receta para la cena: Tofu picante a la parrilla con verduras de Szechuan ....

Receta de postres y bocadillos: Barra de avena y mantequilla de maní

DIA 13 ....

Receta de desayuno: Sándwich de aguacate y salchicha ....

La receta del almuerzo: Verdes y sémola de maíz a la parrilla ....

Receta para la cena: Hamburguesa de lentejas de quinoa...................

Receta de postres y bocadillos: Queso crema de anacardo.................

DÍA 14 ....

Receta de desayuno: Barras de granola masticables sin hornear.........

La receta del almuerzo: Burritos Portobello ....

Receta para la cena: Macarrones vegetarianos con queso ....

Receta de postres y bocadillos: Parfait de caramelo y manzana...........

DÍA 15 ....

Receta de desayuno: Cazuela de desayuno con salchichas y pimienta.

La receta del almuerzo: Estofado de berenjena marroquí...................

Receta para la cena: Fideos Soba con zanahoria y guisantes de azúcar

Receta de postres y bocadillos: Barras de masa de galletas cubiertas de chocolate sin hornear ....

DÍA 16 ....

Receta de desayuno: Avena de cardamomo y arándanos ....

La receta del almuerzo: La locura de los hongos Stroganoff...............

Receta para la cena: Hamburguesas de patatas dulces y frijoles negros.
....

Receta de postres y bocadillos: Batido de vainilla y almendra (alto contenido en proteínas) ....

DÍA 17 ....

Receta de desayuno: Increíble granola de almendra y plátano ....

La receta del almuerzo: Ratatouille refinado ....

Receta para la cena: Paella de verduras española ....

Receta de postres y bocadillos: Batido de melón frío ....

DIA 18 ....

Receta de desayuno: Polenta perfecta con una dosis de arándanos y peras ....

La receta del almuerzo: Berenjena india rellena ....

Receta para la cena: Camotes asados y arroz con salsa picante de cacahuetes tailandesa ....

Receta de postres y bocadillos: Muffins de chocolate sin aceite ....

DIA 19 ....

Receta de desayuno: Tocino Tempeh ahumado a la perfección ....

La receta del almuerzo: Sushi de batata..

Receta para la cena: Pasta vegetal ....

Receta de postres y bocadillos: Zanahoria, especias, galletas de avena

DÍA 20 ....

Receta de desayuno: Desayuno de semillas de melocotón y Chia Parfait..

La receta del almuerzo: Hamburguesas de frijol negro y quinoa ....

Receta para la cena: Pasta de verano con ajo y calabacín ....

Receta de postres y bocadillos: Manzanas de canela...........................

DÍA 21 ....

Receta de desayuno: Galletas con chispas de chocolate.......................

La receta del almuerzo: Curry tailandés verde ....

Receta para la cena: Pasta de pesto con tomate secado al sol...............

Receta de postres y bocadillos: Plátano Chocolate Crema de Niza.......

DIA 22 ....

Receta de desayuno: Queso de anacardo para untar ....

La receta del almuerzo: Sopa de hongos y verduras...........................

Receta para la cena: Ensalada de proteína de almendra tostada ....

Receta de postres y bocadillos: Batido de Choc-Banana.....................

Conclusión 305

Dieta a base de plantas para principiantes

Una guía para principiantes para empezar con la dieta basada en plantas y cómo hacer un plan de alimentación: una estrategia útil para la pérdida de peso y muy adecuada para los atletas.

Cocinero de Hellen

Introducción

Mucha gente cree que los únicos nutrientes buenos vienen sólo de los animales y sin ellos no se puede tener un estilo de vida saludable. Lo que no entienden es que la dieta basada en plantas es una gran fuente de nutrientes que el cuerpo necesita. Las plantas contienen proteínas y otros nutrientes que se encuentran en los animales. Las plantas tienen poca grasa en comparación con la carne. La grasa que se encuentra en los animales aumenta los niveles de colesterol en el cuerpo, lo que puede aumentar las posibilidades de un ataque al corazón.

La dieta basada en las plantas es una dieta saludable y natural que proviene directamente de las plantas y se basa en la integridad. La característica principal de la dieta es que no hay que procesar y mezclar también. Se supone que debes tomar las plantas productoras en su forma original con los estilos y tipos de cocción apropiados. Es uno de los mayores beneficios de poder obtener toda la nutrición en su formato original. En la elaboración de las opciones de alimentos a base de plantas, no debe haber ninguna sobrecocción. La dieta bien equilibrada con toda su riqueza natural aporta un conjunto de beneficios finales para el consumidor.

Una dieta basada en plantas es una opción fácil y saludable de alimentos vegetales que incluye frutas, vegetales, lentejas, frijoles y más. Además de las opciones de dieta de planta dura, permite la ingesta de productos lácteos bajos en grasa que incluyen leche baja en grasa, requesón bajo en grasa, mozzarella y queso cheddar también. Tener una dieta basada en plantas no requiere que evites todos los productos de origen animal.

El objetivo principal del plan de dieta de alimentos integrales a base de plantas es minimizar el consumo de alimentos procesados tanto como sea posible y sustituirlos por más alimentos naturales integrales a base de plantas que han demostrado ser beneficiosos no sólo para mejorar la salud sino también para estimular la pérdida de peso efectiva. Esperemos que la información de este libro de cocina ayude a aclarar la confusión y las dudas sobre este tipo de plan de dieta.

Este libro contiene toda la información que puede necesitar sobre la dieta basada en plantas. El libro también contiene deliciosas recetas a base de plantas que son fáciles de preparar. Las recetas se dividen en estas categorías;

- Desayuno

- Almuerzo
- Cena
- Sopas
- Postres y aperitivos
- Batidos

Gracias por elegir este libro. ¡Disfruta de la lectura!

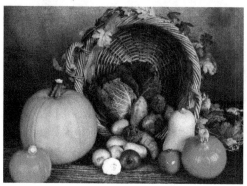

Capítulo 1

Historia de la dieta basada en plantas

Como pueden imaginar, los humanos han estado consumiendo una dieta basada en plantas antes de que conociéramos la invención de McDonald's y algunas de nuestras cadenas de comida rápida favoritas. Para comenzar nuestro viaje, voy a empezar en los tiempos de los cazadores-recolectores. Aunque podríamos retroceder aún más (¡piensa en Egipto!), ¡creo que aquí es donde una dieta basada en plantas se vuelve más relevante!

Caza y recolección

Durante este tiempo específico de la historia humana, el período de tiempo del cazador-recolector es donde encontramos las primeras evidencias de la caza. Aunque tenemos una larga historia de consumo de carne, este es un punto en el tiempo en el que el consumo de carne era muy limitado. Por supuesto, que los humanos coman carne no significa que seamos carnívoros; de hecho, la forma en que estamos construidos nos dice lo contrario. Sí, podemos consumir carne, pero los humanos son considerados omnívoros más o menos. Se puede decir esto por el diseño de nuestra mandíbula, las velocidades de carrera, el tracto alimentario, y el hecho de que no tenemos garras en los dedos. Dicho esto, la historia también nos dice que somos omnívoros por naturaleza; sin embargo, la evolución de nuestros cerebros humanos nos lleva a convertirnos en cazadores para poder sobrevivir.

La necesidad de cazar no surgió hasta que nuestros antepasados dejaron las regiones tropicales. Fue en otros lugares donde comenzó a tener un efecto sobre la disponibilidad de los alimentos de origen vegetal. En lugar de soportar el invierno con cantidades limitadas de comida, ¡tuvimos que adaptarnos! Por supuesto, a partir del hambre, la carne animal se vuelve mucho más atractiva. A esta altura, nuestros antepasados no tenían una tienda de comestibles sólo para ir a comprar lo que necesitaban. En su lugar, utilizaron la oportunidad de cazar y recolectar para mantenerse con vida.

Agricultura

¡Con el tiempo, nos alejamos de la caza y la recolección y empezamos a convertirnos en agricultores! Aunque esta línea de tiempo es un poco difícil y la historia de la agricultura comenzó en diferentes puntos en diferentes partes del mundo, todo lo que importa es que en algún momento; los animales comenzaron a ser domesticados y los lácteos, los huevos y la carne se hicieron fácilmente disponibles. Una vez que esto comenzó, los humanos ya no necesitaban cazar ni recolectar porque los granjeros nos proporcionaban todo lo que podíamos desear.

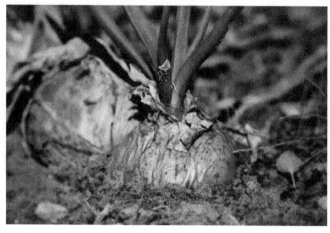

Capítulo 2

Beneficios de la dieta basada en plantas

Aunque empezar una dieta a base de plantas es una excelente idea y tiene muchos beneficios maravillosos, seamos honestos, usted está aquí principalmente para beneficiarse a sí mismo. ¡Es fantástico que decidas ponerte a ti y a tu salud en primer lugar! Te mereces ser la mejor versión de ti mismo, con un poco de trabajo de campo, ¡estarás allí en poco tiempo!

Para algunas personas, una dieta basada en plantas es sólo otra dieta de moda. Hay tantas dietas en el mercado ahora mismo, ¿por qué es diferente la basada en plantas? Ya sea que busques perder peso, revertir una enfermedad o simplemente amar a los animales, la dieta basada en plantas puede ayudarte de varias maneras. Con esta dieta, te volverás saludable por dentro y por fuera.

Una dieta basada en plantas es mucho más que comer frutas y verduras. Este es un estilo de vida en el que se te anima a viajar a una versión mejor de ti mismo. A medida que mejore sus hábitos alimenticios, necesitará algo que hacer con toda su nueva energía encontrada. ¡Es hora de ganar control sobre sus hábitos alimenticios y averiguar cómo la comida realmente afecta a nuestra vida diaria! A continuación, encontrará los increíbles beneficios que una dieta basada en plantas tiene para ofrecerle.

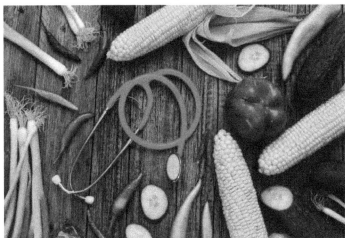

Bajar el colesterol

Déjeme empezar haciéndole una pregunta; ¿cuánto cree que un huevo afecta a su colesterol? ¡Un huevo al día podría aumentar su colesterol alimenticio de 97 a 418 mg en un solo día! Se hizo un estudio sobre diecisiete estudiantes universitarios lacto-vegetarianos. Durante este estudio, se pidió a los estudiantes que consumieran 400 kcal en alimentos de prueba junto con un huevo grande durante tres semanas. Durante este tiempo, su colesterol dietético aumentó a estos números. Para ponerlo en perspectiva, 200 a 239 mg/dL se considera que está en el límite de lo alto.

La siguiente pregunta que debería hacerse es ¿qué se considera una cantidad saludable de colesterol? ¡La respuesta es cero por ciento! No hay una ingesta tolerable de grasas trans, grasas saturadas, ni colesterol. Todos estos (que se encuentran en los productos de origen animal) elevan el colesterol LDL. Afortunadamente, una dieta basada en plantas puede reducir drásticamente los niveles de colesterol. Al hacer esto, usted estará reduciendo su riesgo de enfermedad que está típicamente relacionada con los niveles altos de colesterol. ¡La buena noticia es que tu cuerpo produce el colesterol que necesitas! No hay necesidad de "obtenerlo" de otras fuentes.

Antioxidantes saludables

Recientemente, ha habido un impulso con productos que muestran que son increíblemente saludables debido al hecho de que contienen antioxidantes. Estos son fantásticos ya que los antioxidantes ayudan a prevenir la circulación de las grasas oxidadas que se acumulan en el torrente sanguíneo. A medida que consuma más antioxidantes de forma natural en su dieta basada en plantas, esto puede ayudar a reducir la inflamación, disminuir la presión arterial, prevenir los coágulos de sangre y disminuir la rigidez de las arterias que pueda tener.

Para ponerlo en perspectiva, una planta puede contener unas sesenta y cuatro veces más antioxidantes en comparación con productos animales como la carne. En el capítulo siguiente, aprenderá más sobre los alimentos que contienen antioxidantes y cómo incorporarlos a su dieta. La buena noticia es que estos alimentos son sanos, naturales y deliciosos al mismo tiempo.

Alta ingesta de fibra

Al comenzar una dieta basada en plantas, obtendrá más fibra en su dieta de forma natural. Te sorprenderá saber que, en promedio, cerca del noventa por ciento de los estadounidenses no reciben la cantidad adecuada de fibra. Estas son malas noticias para la mayoría de la gente, ya que la fibra tiene muy buenos beneficios. Se ha demostrado que la fibra reduce el riesgo de derrames cerebrales, obesidad, enfermedades cardíacas, diabetes, cáncer de mama y el riesgo de cáncer de colon. Además de estos beneficios, la fibra también ayuda a controlar los niveles de azúcar en la sangre y los niveles de colesterol.

Beneficios del asma

Según los Centros para el Control y la Prevención de Enfermedades, alrededor del diez por ciento de los niños en 2009 tiene asma. Esto significa que, en 2009, más niños que adultos tuvieron el riesgo de tener un ataque de asma. El asma se define como una enfermedad inflamatoria. La pregunta es, ¿qué está causando el aumento del asma? ¡Todo está en la dieta! Según un estudio, tanto los huevos como las bebidas azucaradas se han relacionado con el asma. Por otro lado, tanto las frutas como las verduras parecen tener un efecto positivo en la reducción del asma en los niños que comen al menos dos porciones de verduras al día. De hecho, el riesgo de sufrir un ataque de asma alérgica se redujo en un cincuenta por ciento.

Reducir el riesgo de cáncer de mama

Aunque puede ser difícil determinar con exactitud el desarrollo del cáncer de mama, parece que hay tres pasos para crear un estilo de vida más saludable para reducir el riesgo de desarrollarlo en primer lugar. Primero, querrás mantener un peso corporal normal. Afortunadamente, esto se puede lograr consumiendo una dieta basada en plantas. Además de comer sus frutas y verduras, también querrá limitar su consumo de alcohol. ¡Haciendo esto, los individuos han sido capaces de reducir su riesgo de desarrollar cáncer de mama en un sesenta por ciento! Para poner esto en perspectiva, los consumidores de carne tienen un setenta y cuatro por ciento más de riesgo de desarrollar cáncer de mama en comparación con los que comen más verduras. No estoy seguro de ti, pero eso no me parece que valga la pena.

Reducir el desarrollo de los cálculos renales

¿Sabía que comer una lata extra de atún al día puede aumentar el riesgo de formar un cálculo de calcio en el tracto urinario en un enorme doscientos cincuenta por ciento? El riesgo se calcula estudiando la probabilidad relativa de formar una piedra cuando se ingiere una alta proteína animal. La teoría detrás de esto es que la orina debe ser más alcalina si se quiere reducir el riesgo de desarrollar cálculos. Cuando se consume la carne, esto produce ácido en el cuerpo. Por otro lado, tanto los frijoles como las verduras reducen el ácido en el cuerpo, lo que lleva a un menor riesgo de desarrollar cálculos renales; ¡ciencia!

Revertir y prevenir la hipertensión y las enfermedades cardíacas

Desafortunadamente, uno de cada tres estadounidenses tiene presión arterial alta. Los estudios han demostrado que a medida que una dieta se convierte en una dieta basada en plantas, esto otorga la capacidad de reducir la tasa de hipertensión. De hecho, hay un descenso del 75% entre un omnívoro y un vegetariano. Parece que una dieta vegetariana establece una especie de protección contra los factores de riesgo cardio metabólicos, las enfermedades cardiovasculares, así como la mortalidad total general. Cuando se comparan con una dieta lacto-ovo-vegetariana, las dietas basadas en plantas parecen tener también protección contra la mortalidad cardiovascular, la diabetes tipo 2, la hipertensión, ¡así como contra la obesidad! Esta es una noticia fantástica, especialmente cuando se admite que sólo tres porciones de alimentos integrales parecen reducir significativamente el riesgo de enfermedades cardiovasculares en personas de mediana edad. ¡Este es el mismo beneficio que una droga reductora de síntomas puede darte!

Controlar y prevenir el cáncer

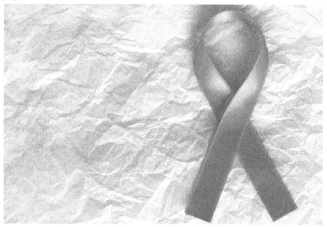

La grasa de los animales suele estar asociada al riesgo de desarrollar cáncer de páncreas. De hecho, por cada cincuenta gramos de pollo consumidos diariamente, ¡el riesgo de desarrollar cáncer de páncreas aumenta en un setenta y dos por ciento! En este momento, el cáncer de páncreas es el cuarto cáncer más común que causa la muerte en el mundo. ¡Es bastante simple de evitar si simplemente cambias tu carne por frijoles!

En el otro extremo del espectro, parece que consumiendo 70g de más frijoles al día se puede reducir el riesgo de desarrollar cáncer de colon en un setenta y cinco por ciento. Esto puede deberse a la IP que se encuentra en los cereales y los frijoles. Parece que esto juega un papel importante en el control del crecimiento de los tumores, las metástasis y la prevención del cáncer. Además de estos beneficios, la IP en general parece mejorar el sistema inmunológico, reducir el colesterol sérico elevado, prevenir la calcificación y los cálculos renales, así como reducir la actividad patológica de las plaquetas en el cuerpo. ¡Eso parece bastante ingenioso para comer sólo unos pocos frijoles más y menos carne!

Disminuir la resistencia a la insulina

Nuestros cuerpos son máquinas muy delicadas. Cuando la grasa comienza a acumularse en las células musculares, esto interfiere con la insulina. Cuando se produce esta acumulación, la insulina en el cuerpo es incapaz de sacar el azúcar del sistema sanguíneo que su cuerpo necesita para la energía. Desafortunadamente, el alto consumo de azúcar empeora la situación y puede obstruir las arterias. Cuando eliminas la carne de la dieta, significa que tendrás menos grasa en tus músculos. Disminuyendo estos niveles, podrá evitar la resistencia a la insulina en primer lugar.

Revertir y prevenir la diabetes

En este momento, la diabetes es la causa de 750.000 muertes cada año. Desde 1990, el número de personas en los Estados Unidos diagnosticadas con diabetes se ha triplicado hasta alcanzar más de veinte millones de personas. Dentro de este rango, tienes ciento treinta y dos mil niños menores de dieciocho años que sufren de diabetes. En 2014, cincuenta y dos mil personas fueron diagnosticadas con enfermedad renal terminal debido a la diabetes. En total, los Estados Unidos gastaron doscientos cuarenta y cinco mil millones de dólares en costos directos para el diagnóstico de personas con diabetes. Si estos números te parecen abrumadores, tengo buenas noticias; la dieta basada en plantas puede ayudar con este problema. A medida que se aprende a incorporar más verduras en la dieta, el riesgo de desarrollar hipertensión y diabetes disminuye en un setenta y ocho por ciento.

Control de la obesidad y pérdida de peso

En un estudio realizado en varios grupos de dieta, se demostró que los frijoles tienen típicamente un índice de masa más bajo en comparación con otros individuos. También se demostró que estas personas eran menos propensas a la obesidad cuando se las comparó con los vegetarianos y los no vegetarianos. Esto puede deberse al hecho de que los individuos de origen vegetal tienen un menor consumo de animales y un mayor consumo de fibra. Cuando se reduce la ingesta calórica para perder peso a un nivel no saludable, esto tiene la capacidad de conducir a mecanismos de afrontamiento no saludables como la bulimia y la anorexia. A medida que aprendas a seguir una dieta basada en plantas, te irás llenando de alimentos saludables como verduras, frutas, nueces y granos enteros. En ningún momento de esta dieta debes pasar hambre o desear comer más. Todos los alimentos que consumirá son típicamente bajos en grasa y le ayudarán a perder peso.

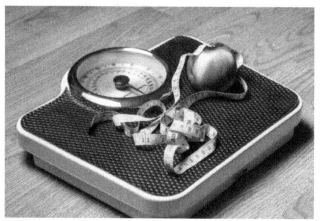

Huesos más sanos

Uno de los conceptos erróneos más comunes en torno a una dieta basada en plantas es que, debido al hecho de que ya no beberás leche de vaca, te faltará el calcio que tus huesos necesitan para crecer fuertes. Aunque más tarde lo repasaremos más a fondo, todo lo que necesitas saber ahora es que simplemente no es verdad. Mientras siga una dieta basada en plantas, recibirá muchos nutrientes esenciales como la vitamina K, el magnesio y el potasio; todos ellos mejoran la salud de los huesos.

Una dieta basada en plantas ayuda a mantener una relación ácido-base que es muy importante para la salud de los huesos. Mientras se sigue una dieta ácida, esto ayuda a la pérdida de calcio durante la micción. Como aprendiste antes, cuanta más carne consumas, más ácido se vuelve tu cuerpo.

Afortunadamente, las frutas y verduras tienen un alto contenido de magnesio y potasio, lo que proporciona alcalinidad en su dieta. Esto significa que, a través de la dieta, podrás reducir la reabsorción ósea.

En la misma línea, las verduras de hoja verde están llenas de la vitamina K que necesitas para tus huesos. Los estudios han demostrado que con una cantidad adecuada de vitamina K en la dieta, esto puede ayudar a reducir el riesgo de fracturas de cadera. Junto con estos estudios, las investigaciones también han demostrado que los productos de soja que contienen isoflavonas también tienen un efecto positivo en la salud ósea de las mujeres posmenopáusicas. Al tener una cantidad adecuada de isoflavonas, esto ayuda a mejorar la densidad mineral ósea, reducir la reabsorción ósea y ayuda a mejorar la formación ósea en general. En general, una menor pérdida de calcio lleva a reducir el riesgo de osteoporosis, ¡incluso cuando el consumo de calcio es bajo!

Hazlo por los animales

Ya sea que cambies o no a una dieta basada en plantas por razones diferentes a la salud, nunca está de más ser amable y compasivo con otros seres sensibles. Al final del día, salvar la vida de alguien va a ser lo correcto, especialmente cuando nunca pidió ser traído a este mundo en primer lugar. Desafortunadamente, esta es la razón de la industria láctea y cárnica. Con toda honestidad, no hay nada de humano en quitar vidas o en la cría de animales.

Por supuesto, esto va más allá de los productos cárnicos. También hay grandes problemas con la industria de huevos y lácteos donde las vacas lecheras son impregnadas a la fuerza y luego se les quitan los terneros para poder robarles la leche. Estos animales tienen sentimientos y emociones al igual que nosotros, ¿qué nos da el derecho de usarlos por su valor y luego tirarlos como basura cuando ya no nos sirven? Hazles un favor a los animales y come más plantas, será mejor para tu conciencia.

En la misma línea, nunca se sabe lo que va a venir con los productos animales. Hay una gran cantidad de toxinas, dioxinas, hormonas, antibióticos y bacterias que pueden causar serios problemas de salud. De hecho, hay un porcentaje muy alto de carne animal que está contaminada con bacterias peligrosas como E. coli, listeria y Campylobacter. Todo esto es difícil de encontrar en algún momento porque estas bacterias viven en la carne, las heces y el tracto intestinal de los animales.

Como la bacteria es difícil de encontrar y matar, esto eventualmente puede causar intoxicación alimentaria. Cada año, el Departamento de Agricultura de los Estados Unidos (USDA) ha informado de que la carne de animales causa alrededor del setenta por ciento de las intoxicaciones alimentarias por año. Esto significa que hay alrededor de setenta y cinco millones de casos de intoxicación alimentaria al año, cinco mil de los cuales resultan en la muerte.

Hágalo por el medio ambiente

Nos dieron este planeta para vivir, y deberíamos hacer todo lo posible para ayudar a protegerlo. Durante estos tiempos difíciles, parece que la mitad de la población cree en el cambio climático mientras que la otra mitad lo considera una noticia falsa. Como comedores de plantas, es nuestro deber hacer nuestra parte para salvar el medio ambiente. Desafortunadamente, la industria cárnica y agrícola será una bestia difícil de derribar. Dependiendo de la fuente, se ha demostrado que la industria cárnica está detrás de entre el 18 y el 51% de la contaminación producida por el hombre. Esto pone a la industria agrícola por delante del transporte en lo que se refiere a la contribución de la contaminación al efecto invernadero. En una libra de carne de hamburguesa que estás consumiendo, esto equivale a unos setenta y cinco kg de emisión de CO_2. ¿Sabe qué es lo que produce tanta emisión de CO_2? ¡Tres semanas desde que usaste tu auto! Haz tu parte, come más plantas y salva el planeta.

Mejora tu estado de ánimo

¡Cuando estás haciendo un impacto en salvar a los animales y salvar el medio ambiente, no es sorprendente que tu humor mejore! A medida que empiece a reducir los productos animales, se abstendrá de las hormonas de estrés que esos animales están produciendo mientras van camino al matadero. Este factor por sí solo tendrá un gran impacto en su estabilidad de ánimo. Al comer plantas, esto ayuda a los individuos a bajar sus niveles de fatiga, hostilidad, ira, depresión, ansiedad y tensión general. El aumento del estado de ánimo puede deberse a los antioxidantes mencionados anteriormente en este capítulo.

Además de estos beneficios añadidos, parece que los alimentos ricos en carbohidratos como el pan de centeno, la avena cortada en acero y el arroz integral parecen tener un efecto positivo en los niveles de serotonina en el cerebro. La serotonina es muy importante para controlar el estado de ánimo, por lo que una dieta a base de plantas puede ayudar a tratar los síntomas que a menudo se asocian con la depresión y la ansiedad.

Mejoras en la piel y la digestión

¡Quizás te sorprenda saber que la piel y la digestión están realmente conectadas! Si usted sufre de piel con tendencia al acné, los lácteos pueden ser los culpables de este problema. Si tiene un acné fuerte, pruebe una dieta a base de plantas. Al comer más frutas y verduras, estará eliminando los alimentos grasos como los aceites y los productos animales que pueden estar causando el acné en primer lugar. Además, las frutas y verduras suelen ser ricas en agua y pueden proporcionarle altos niveles de minerales y vitaminas. Al consumir más fibra en su dieta, esto ayuda a eliminar las toxinas en su cuerpo y a mejorar la digestión. ¡Cuando esto ocurra, podría aclarar tu acné!

Mejorar el estado físico general

Cosas asombrosas sucederán mientras pierdes peso y te limpias de adentro hacia afuera. Cuando las personas comienzan una dieta basada en plantas, hay un concepto erróneo común de que la falta de productos animales significa una falta de masa muscular y energía. Afortunadamente, lo contrario es cierto. Parece que tanto la carne como los lácteos son más difíciles de digerir. Cuando estos productos son más difíciles de digerir, significa que se necesita más energía para hacerlo. A medida que consuma más frutas y verduras en una dieta basada en plantas, se sorprenderá de cuánta energía y fuerza añadida desarrollará.

Además de estos beneficios, una dieta basada en plantas le proporciona muchas proteínas de gran calidad si está buscando construir masa muscular. Al comer legumbres, nueces, semillas, vegetales verdes y granos enteros, fácilmente estará consumiendo los cuarenta o cincuenta gramos de proteína por día que se recomiendan. Por supuesto, este número variará, pero dependiendo de sus objetivos, podrá consumir fácilmente muchas proteínas en una dieta basada en plantas.

Es tan fácil

Cuando empiece una dieta basada en plantas, sólo debe esperar que sus amigos y familiares duden de sus elecciones de vida. Se sorprenderá al saber lo fácil que es vivir a base de plantas en la era moderna. Sólo en la tienda de comestibles, hay increíbles opciones de plantas para ti y tu familia. Hay muchas opciones de leche vegetal, helados, carnes simuladas y más. ¡De hecho, las ventas alternativas en el mercado se espera que cada una de ellas sea de unos cinco mil millones de dólares para el 2020! Junto con los supermercados, más restaurantes están optando por ofrecer también opciones a base de plantas. Ahora, ya no estás obligado a cocinar en casa si deseas vivir este estilo de vida. Con cada día que pasa, convertirse en una persona basada en las plantas es mucho más fácil en comparación con épocas anteriores.

Además de ser más fácil, también es una opción económica. Al reducir sus opciones de alimentos a frutas, verduras, semillas, nueces, frijoles y granos de temporada, se sorprenderá al saber cuánto reducirá sus gastos mensuales en alimentos. Una de las mejores partes de los alimentos enteros es que se pueden comprar al por mayor. Cuando compras tus alimentos de esta manera, gastarás menos en un día y menos en comer fuera.

Capítulo 3

Qué comer y qué evitar

Alimentos para comer

Ahora llegamos a la parte buena; ¡comer! Para empezar este capítulo, quiero repasar primero todos los alimentos que podrá disfrutar siguiendo una dieta basada en plantas. ¡Hay una cantidad tremenda de gente a la que le gusta concentrarse en lo malo cuando empiezan una dieta, que es exactamente por lo que la mayoría de las dietas fallan en primer lugar! En lugar de concentrarse en lo que ya no se le "permitirá" comer en su dieta, ¡es hora de aprender todos los alimentos increíbles que podrá disfrutar!

Granos

Al pasar por esta sección, quiero que imaginen la pirámide alimenticia que crecimos aprendiendo en la escuela. En la parte inferior de la pirámide, encontrarás granos, lo que significa que estos serán la mayoría de tu nueva dieta. De hecho, la porción diaria recomendada es de unas seis porciones de media taza de granos por día. A medida que elija los granos, querrá poner mucho énfasis en los granos integrales como el alforfón, las bayas de trigo, el mijo, la quinua y el arroz integral.

Hay otras opciones como la pasta, el pan y los cereales, pero querrás asegurarte de que estas selecciones sean lo menos procesadas posible. De hecho, la mayoría de las calorías deberían provenir de almidones enteros. Podrás consumir estos alimentos hasta que te sacies. A medida que practique una dieta basada en plantas, aprenderá a ajustar sus porciones diarias de acuerdo con sus propias necesidades energéticas.

Afortunadamente, los almidones son saludables y confiables cuando se sigue una dieta basada en plantas. Estos alimentos contienen un gran número de carbohidratos complejos, lo que significa que usted se mantendrá lleno y obtendrá energía duradera tanto para su cerebro como para su cuerpo. Además de estos increíbles beneficios, los almidones también le proporcionan minerales, fibras, grasas esenciales y proteínas que necesita para mejorar la salud en general.

Ejemplos de granos enteros

Arroz salvaje, pasta integral, harina, panecillos, trigo, escanda, centeno,

Quinua, mijo, farro, maíz, trigo sarraceno, arroz integral, cebada,

Amaranto

Verduras

El siguiente nivel en la pirámide alimenticia para una dieta basada en plantas serán las verduras. Lo más probable es que te esperaras esto. Para una recomendación diaria, debe esforzarse por obtener cinco o más porciones de media taza de comida cocida o una taza de comida cruda. Al principio, esto puede parecer una tarea difícil, pero con algo de trabajo extra, cada comida incluirá una verdura. Mientras escoge sus vegetales, imagine que está tratando de comerse el arco iris. Llenarás tu plato con verduras de hoja y raíces con almidón.

A medida que se incluyen más verduras en la dieta, puede resultar difícil comer la mayor parte de los alimentos. Recuerda que, en una dieta basada en plantas, será vital que recibas suficientes calorías para que puedas mantener tus niveles de energía. Para resolver este "problema", siempre se puede tratar de consumir más sopas y batidos para poder recibir la cantidad adecuada de nutrientes. A partir de este momento, los vegetales serán tu nuevo mejor amigo.

La mejor parte de los vegetales es que son verdaderas fuentes de nutrientes. Las verduras están llenas de fitonutrientes, antioxidantes, vitaminas, minerales y fibra que el cuerpo necesita para prosperar. Tanto si comes estas verduras congeladas, frescas, cocidas o crudas, ¡hay muchas opciones para que pruebes una dieta a base de plantas!

Ejemplos de vegetales frescos:

Calabacines, ñames, tomates, batatas, calabazas, calabazas, cebollas, setas, cebollas verdes, apio, coliflor, zanahorias,

Brócoli, pimientos, espárragos, aguacate.

Ejemplos de hojas verdes:

Hierba de trigo, verduras de primavera, lechuga, col rizada, Bok Choy, espinaca bebé, rúcula...

Frutas

A continuación, tenemos el nivel de la fruta. Generalmente, usted querrá comer un número menor de porciones de frutas ya que generalmente son más altas en azúcares naturales. Si está buscando perder peso con una dieta basada en plantas, intente mantener la fruta en unas cuatro porciones de fruta en media taza al día. De esta manera, se mantiene el consumo de fruta con moderación. En una dieta basada en plantas, se puede elegir fruta fresca, pero los alimentos secos se pueden consumir en porciones más pequeñas. Como nota general, usted querrá tratar de evitar o limitar los jugos de fruta.

Por suerte, hay una gran variedad de frutas para que usted elija y todavía puede tenerlas a diario. Muchas frutas están llenas de fitonutrientes, antioxidantes, enzimas, minerales y las vitaminas que se necesitan para prevenir enfermedades y sentirse más saludable. Los azúcares simples de estas frutas son excelentes para una rápida energía si quieres tenerlas como tentempié.

Como regla general, querrás consumir fruta que esté madura. En este punto, la fruta es alcalinizante y tan nutritiva como va a ser. Las frutas son maravillosas y versátiles ya que puedes tomarlas en batidos, en tu avena, o por sí mismas. Sólo recuerda que, para obtener los mejores beneficios de salud en una dieta basada en plantas, todavía tendrás que disfrutar de los "dulces de la naturaleza" con moderación.

Ejemplos de frutas frescas: Sandía, fresas, frambuesas, ciruelas, melocotones, naranjas, mangos, limas, limones, pepinos,

Arándanos, Plátanos, Albaricoques

Legumbres

Esta categoría cambiará dependiendo de la versión de la dieta basada en plantas que usted decida seguir. Algunos dietistas dicen que deberías comer más legumbres, mientras que otros dicen que debería ser limitado. Los frijoles y las lentejas cocidas son excelentes opciones y deben ser fortificadas con calcio siempre que sea posible. De aquí es de donde vas a obtener la mayoría de tus proteínas. Como regla general, procura tomar tres porciones de media taza al día. ¡A continuación, encontrarás algunas de las versiones más populares para que puedas empezar!

Ejemplos de legumbres:

Frijoles blancos, arvejas partidas, arvejas blancas, frijoles rojos, frijoles pintos, lentejas, frijoles de riñón, frijoles verdes, garbanzos, frijoles negros,

Brotes de frijoles

Nueces y semillas

¡Finalmente, llegamos a la cima de tu pirámide de alimentos vegetales! Hasta aquí arriba, encontrarás tus nueces y semillas. Siendo una porción tan pequeña de la pirámide, querrás asegurarte de que la mantengas al mínimo en porciones de una onza, dos veces al día. Esta regla tendrá que ser más estricta para aquellos de ustedes que buscan perder peso mientras siguen una dieta basada en plantas.

Los individuos que siguen una dieta SAD reciben mucho más del 30% de calorías recomendadas de la grasa; todas ellas proporcionadas por las grasas saturadas y las grasas trans. Sólo por esta razón, la grasa generalmente tiene una terrible reputación. La verdad es que las grasas no procesadas que recibes de los alimentos enteros son saludables y ayudan a apoyar una serie de funciones dentro del cuerpo. De hecho, las grasas son necesarias para desarrollar un cerebro y un sistema nervioso que funcionen correctamente. La grasa es lo que ayuda a absorber las vitaminas y minerales en nuestro cuerpo para asegurar la salud de las células.

Por supuesto, todo debe ser disfrutado con moderación. No hay razón para exagerar con las grasas, aunque es muy fácil de hacer. Se sugiere que disfruten de una amplia variedad de grasas vegetales saludables, por lo que deben consumir la cantidad adecuada de ácidos grasos Omega-3 y Omega-6. A continuación, encontrará algunas de las versiones más saludables para incluir en su dieta a medida que se vaya haciendo más vegetal.

Ejemplos de tuercas: Nueces, piñones, nueces de macadamia, avellanas, Anacardos, almendras

Ejemplos de semillas: Semillas de girasol, semillas de calabaza, semillas de cáñamo, semillas de lino, semillas de chía

Necesidades nutricionales críticas

Cuando empiece una dieta basada en plantas, será vital que preste especial atención a los nutrientes críticos que necesita. No quiero que veas esto como una caída porque ciertamente no será un problema cuando comas los alimentos adecuados, pero puede ser algo en lo que necesites concentrarte cuando empieces. A continuación, repasaremos algunos de los populares nutrientes que necesitarás y cómo recibirlos a través de una dieta basada en plantas.

Calcio

Para la mayoría de los adultos, la ingesta diaria recomendada de calcio debe ser de unos mil miligramos. Para los ancianos y los adolescentes, este número será ligeramente mayor. El calcio es muy importante ya que es necesario para la función nerviosa y muscular. A medida que aumente la ingesta de calcio, también necesitará una cantidad adecuada de vitamina D para absorber correctamente el calcio en su sistema. Por suerte, hay muchos productos de soja que están fortificados con calcio.

Ejemplos de alimentos: Almendras, tahini, leche de soja, tofu de calcio, judías blancas, naranjas de ombligo, col rizada, brócoli, espinacas, col rizada...

Hierro

A continuación, el hierro será una parte vital de su dieta basada en plantas. Para las mujeres, la cantidad recomendada por día es de unos dieciocho miligramos; para las mujeres, es sólo ocho. Las mujeres suelen necesitar más hierro durante sus años reproductivos debido a la pérdida mensual de sangre. Este hierro es necesario para cualquier dieta, ya que es el encargado de transportar el oxígeno a través del cuerpo. El hierro también es beneficioso para la síntesis de ADN y el apoyo al sistema inmunológico en general.

Cabe señalar que el hierro que proviene de fuentes vegetales es hierro no doméstico, que típicamente no se absorbe tan bien en comparación con el hierro de origen animal conocido como hierro doméstico. Lo que sí sabemos es que el hierro de las plantas es más seguro de consumir en comparación con el tipo que proviene de productos animales. A medida que aumente sus niveles de hierro, querrá añadir más vitamina C para mejorar la absorción del hierro. También es beneficioso disminuir el consumo de café o té después de las comidas, lo que altera el ciclo de absorción.

Ejemplos de alimentos: Guisantes verdes, garbanzos, judías, lentejas,

Higos secos, berza, acelgas, espinacas, avena, melaza, almendras...

Zinc

El zinc es un mineral importante debido a que juega un papel importante en nuestro sistema inmunológico y en la estructura del ADN. Para las mujeres, la ingesta diaria recomendada es de unos ocho y once si son hombres. Si usted es un verdadero vegetariano, cabe señalar que la biodisponibilidad del zinc se ve disminuida por los inhibidores en las legumbres, los granos y algunos frutos secos. Debido a este hecho, se recomienda comer más de la cantidad recomendada para asegurarse de alcanzar la dosis diaria de zinc.

Ejemplos de alimentos: Almendras, semillas de girasol, anacardos, semillas de calabaza, guisantes, cacahuetes, lentejas, garbanzos, arroz integral, avena, tofu...

Yodo

Para la mayoría de los adultos, se recomiendan 150 mcg de yodo. Este número aumentará si está embarazada o amamantando. El yodo es muy importante para la producción de hormonas tiroideas y juega un papel vital en el metabolismo.

En este momento, no está claro si los comedores de plantas son deficientes en yodo, pero siempre es mejor prevenir que curar. Si usted consume un alto número de vegetales crudos y crucíferos, esto será especialmente importante ya que estos alimentos en particular parecen bloquear la absorción de yodo por parte de la tiroides.

Ejemplos de alimentos: Sal yodada, algas marinas, Nori, suplemento

Proteína

Ah sí, el sagrado nutriente que todos sienten que le faltará mientras esté en una dieta basada en plantas. Como probablemente podría haber adivinado, la proteína es un macronutriente esencial que está a cargo de varios factores importantes en el cuerpo. Tienes el papel de mantener la masa ósea y muscular, apoyar el sistema inmunológico, y más.

Un factor importante que debe tenerse en cuenta es que la fuente original de todos los aminoácidos proviene de fuentes vegetales. En promedio, la gente suele comer demasiadas proteínas para empezar. Para los adultos, la ingesta diaria recomendada es de 0,8 gramos por kilogramo de peso corporal. Si sigues una dieta equilibrada a base de plantas, no deberías tener problemas para consumir la cantidad adecuada de proteínas.

Cabe señalar que los consumidores de plantas tienen problemas para obtener lisina. En pocas palabras, la lisina es un aminoácido esencial. Aunque es un poco más difícil de conseguir, se pueden encontrar en muchas de las legumbres incluidas en la dieta basada en plantas. A continuación, encontrará algunos alimentos vegetales ricos en proteínas para que los pruebe.

Ejemplos de alimentos: Almendras, semillas de calabaza, frijoles, lentejas, leche de soja, tofu, tempeh, espaguetis integrales, quinoa, seitán...

Omega-3

Hasta este momento en tu vida, probablemente sólo has obtenido tu omega-3 de los peces. Por suerte, es posible obtener estos nutrientes, ¡sin peces! ¡De hecho, el ácido graso esencial conocido como ácido alfa-linolénico proviene de las plantas y luego se convierte en omega-3 dentro del cuerpo! Esta tasa mejora cuando se reduce el consumo de omega 6, por lo que deberá tener cuidado al elegir sus fuentes de grasa.

Los ácidos grasos omega-3 son importantes en la dieta porque están vinculados tanto al desarrollo del cerebro como a la salud del corazón. El ALA recomendado diariamente para las mujeres es de 1,1g y 1,6g para los hombres. Este número es mayor para los ancianos debido a que a medida que envejecemos, nuestros cuerpos tienen más dificultades para convertir el ALA en ácidos grasos de cadena larga llamados DHA y EPA. Por suerte, hay algunas formas fáciles de aumentar el omega-3 en una dieta basada en plantas.

Ejemplos de alimentos: Nueces, semillas de cáñamo, semillas de chía, semillas de lino

La vitamina D

Hay muy pocos alimentos que contengan vitamina D. Esta vitamina es una hormona que se produce en los riñones para ayudar a la absorción del calcio. Afortunadamente, también obtenemos la mayoría de la vitamina D de la exposición a la luz solar, por lo que todas las personas, desde las que se basan en las plantas hasta las que no lo hacen, deberían considerar la posibilidad de tomar un suplemento durante los meses más fríos y oscuros.

Afortunadamente, hay muchos alimentos de origen vegetal que ahora están fortificados con vitamina D. Como recomendación diaria, los adultos deben recibir 15 mcg de vitamina D. La opción más fiable que debe considerar es tomar un suplemento para asegurarse de que está recibiendo la cantidad adecuada. Además de un suplemento, también puede consumir jugo de naranja, cereales y hongos.

Vitamina B12

La vitamina B12 es un tema candente entre todas las dietas basadas en plantas. Este es uno de los únicos nutrientes esenciales que no son producidos por las plantas ni los animales. De hecho, la vitamina B12 es creada por hongos y bacterias. Normalmente, esto se proporcionaría de forma natural en nuestros alimentos, pero a través de la limpieza y la esterilización, toda la B12 se elimina de los alimentos vegetales. La única razón por la que la gente obtiene B12 de los animales es porque se alimentan de alimentos contaminados.

Puede que te sorprenda saber que un tercio de la población tiene un nivel bajo de B12; no importa si es de origen vegetal o no. Si tienes más de cincuenta años, deberías considerar un suplemento de B12 de todos modos. Esta es una vitamina vital para tener porque juega un papel importante en la formación de los glóbulos rojos, así como en el mantenimiento del sistema nervioso central.

Por suerte, ¡un suplemento de B12 es seguro, fácil y barato de comprar! La recomendación diaria de vitamina B12 para los adultos es de unos 2,4 mcg. Aunque se recomienda, es imposible que se produzca una sobredosis de la vitamina y se debe tomar una dosis mayor debido a que sólo se absorbe una fracción del suplemento. Una dosis diaria debe ser de unos 250 mcg o una dosis semanal de 2500 mcg. Además de estos suplementos, también puede probar la levadura nutricional y la leche vegetal fortificada.

Alimentos a evitar

La mayoría de la población es muy consciente de lo que las personas que consumen plantas suelen evitar en su dieta. Debe tenerse en cuenta que ser de origen vegetal no es necesariamente vegano o vegetariano. ¿Deberías evitar la carne? Por supuesto. ¿Es el fin del mundo si tienes algo de vez en cuando? ¡De ninguna manera! Recuerda, tomas decisiones por ti mismo. Conoces las consecuencias para la salud de tus acciones, ten en cuenta esas opciones.

Si eres nuevo en el mundo de las plantas, te sorprenderán algunos productos que contienen productos animales, ¡incluso si crees que son respetuosos con las plantas! Les invito a echar un vistazo a la lista que sigue para que puedan conocer los productos que pueden derivarse de los animales. Después de todo, hay poder en el conocimiento.

Alimentos para animales

¡Sí, no duh! Ser de origen vegetal significa que debes evitar los alimentos de origen animal en la medida de lo posible. Tanto si lo haces por motivos de salud como por amor a los animales, asegúrate de evitar los productos animales tanto como sea posible. Algunas de las opciones más populares incluyen

Carne: Órganos, ternera, cerdo, cordero, carne de vaca, etc.

Aves de corral: Pato, ganso, pavo, pollo, etc.

Huevos: Cualquier tipo de huevo

Lácteos: Helado, Mantequilla, Queso, Yogurt, etc.

Mariscos y Pescado: Todos los peces, langosta, cangrejo, mejillones, camarones, etc.

Productos de abeja: Miel, Jalea Real, etc.

Ingredientes y aditivos derivados de animales

Aquí es donde se puede poner un poco difícil cuando se trata de vivir una dieta basada en plantas. Un momento estás disfrutando de uno de tus bocadillos favoritos, al siguiente estás leyendo la etiqueta y te das cuenta de que tiene un ingrediente que ha sido derivado de un animal. ¡Por supuesto, todos cometemos errores, pero al ser educados, puedes evitar este error en primer lugar!

Ingredientes lácteos: Suero, lactosa, caseína, etc.

Vitamina D3: La mayor parte de la vitamina D2 se deriva del aceite de pescado. También querrás buscar la lanolina que se encuentra en la lana de oveja. En su lugar, busque a partir del liquen, que es una alternativa vegetariana.

Goma laca: Este ingrediente se usa para glasear alimentos dulces o puede crear una capa de cera para productos frescos. La laca está hecha de un insecto hembra de laca. ¡Hazte un favor y compra productos orgánicos!

Isinglass: ¿Te gusta un buen trago al final del día? Tal vez quieras revisar la etiqueta para ver si hay vidrio de resina. Esta es una sustancia parecida a la gelatina que se ha tomado de la vejiga de los peces. A menudo, se utiliza para ayudar a hacer tanto el vino como la cerveza.

Gelatina: Este es un ingrediente que mucha gente conoce. La gelatina se deriva de los tejidos conectivos, huesos y pieles de vacas y cerdos. Asegúrese de leer la etiqueta de cualquiera de sus bocadillos favoritos para evitar el consumo de gelatina.

Cochinilla o Carmín: Este ingrediente es un colorante natural que da a muchos alimentos su color rojo. Este ingrediente en particular está hecho de escamas de cochinilla molidas. ¡Siento arruinarte diferentes alimentos, pero es hora de que sepas la verdad y lo que va a entrar en tu cuerpo!

Ingredientes furtivos

Como se mencionó anteriormente, hay alimentos que usted pensará que cumplen con una dieta basada en plantas pero que a veces pueden contener un ingrediente de origen animal. Por esta razón, le sugiero que siempre sea cauteloso y revise la etiqueta de todo lo que coma. Mejor aún, trate de comprar lo más fresco posible y evite cualquier cosa que tenga una etiqueta. Si viene directamente del suelo, las posibilidades de que cumpla con una dieta basada en plantas son increíblemente altas.

Salsa Worcestershire: Desafortunadamente, hay muchas variedades que contienen anchoas.

Chocolate negro: Un número de chocolates oscuros son amigables con las plantas. Tendrás que estar atento a los ingredientes como los sólidos de la leche, la leche en polvo sin grasa, la grasa de la leche, el suero y la mantequilla clarificada. ¡Todos estos ingredientes son de origen animal!

Cacahuetes asados: En la producción de cacahuetes tostados, algunas fábricas utilizan gelatina para ayudar a que la sal se pegue a los cacahuetes.

Pasta: Algunas pastas contienen huevos.

Papas fritas: Cuando comas en un restaurante, tendrás que tener cuidado con las patatas fritas. A menudo, estos son fritos en grasas animales.

Caramelos: Hay una gran variedad de dulces que contienen gelatina. Algunas de las versiones más populares incluyen goma de mascar, ositos de goma, malvaviscos e incluso gelatina. Como puedes ver, ¡estos ingredientes pueden ser muy escurridizos!

Convertirse en una planta va a requerir trabajo. El factor importante es que usted está haciendo un esfuerzo para mejorar su salud y mejorar el mundo que le rodea. Si te equivocas un par de veces, no te castigues. Lo único que podemos hacer es intentarlo mejor la próxima vez.

A medida que empiece a navegar por el mundo de las plantas, será cada vez más fácil. Cada día, se nos presentan múltiples opciones de alimentos a lo largo del día. Si usted cumple con el setenta y cinco por ciento de las veces, le va mejor que a la mayoría de la población en su dieta SAD. Sólo recuerda, si tenía una cara y una madre, ¡déjalo estar!

Capítulo 4

Lista de compras básica

A continuación, se muestra una lista de compras básicas de plantas:

Pasas de uva	Nueces	Wheatgrass
Semillas de lino	Nueces de Macadamia	Verdes de primavera
Arroz salvaje	Avellanas	Lechuga
Trigo	Anacardos	Kale
Centeno	Almendras	Bok Choy
Quinoa	Semillas de girasol	Espinaca bebé
Mijo	Semillas de calabaza	Arugula
Maíz	Semillas de cáñamo	Sandía
Alforfón	Guisantes Nevados	Fresas
Arroz integral	Frijoles rojos	Frambuesas
Cebada	Lentejas Pinto Beas	Ciruelas
Amaranto	Garbanzo	Melocotones
Calabacín	Frijoles negros	Naranjas
Camotes	Brotes de frijoles	Mangos
Tomates	Brócoli	Limones
Camote	Pimientos	Pepino
Calabaza	Espárragos	Arándanos
Calabaza	Aguacate	Plátanos
Cebolla	Coliflor	Albaricoques

Capítulo 5

Recetas de desayuno revisadas

Sabrosas magdalenas de avena

Tiempo de preparación 10 minutos/ Tiempo de cocción 20 minutos/ Sirve 12

Ingredientes:

- ½ taza de agua caliente
- ½ taza de pasas de uva
- ¼ taza de linaza molida
- 2 tazas de copos de avena enrollada
- ¼ cucharadita de sal marina
- ½ taza de nueces
- ¼ cucharadita de bicarbonato de sodio
- 1 banana
- 2 cucharadas de canela
- ¼ taza de jarabe de arce

Instrucciones:

1. Bata la linaza con agua y deje que la mezcla se asiente durante unos 5 minutos.
2. En un procesador de alimentos, mezcla todos los ingredientes junto con la mezcla de semillas de lino. Mezclar todo durante 30 segundos, pero no crear una sustancia suave. Para crear galletas de textura áspera, necesitas tener una masa semi-gruesa.
3. Ponga la masa en forros de magdalenas y colóquelas en un molde de magdalenas. Como esta es una receta sin aceite, necesitarás forros para magdalenas. Hornear todo durante unos 20 minutos a 350 grados.
4. Disfruta de las galletas recién hechas con un vaso de leche caliente.

Valor nutritivo por porción:

Calorías: 133, Grasas 2 g, Carbohidratos 27 g, Proteínas 3 g

Tortilla con harina de garbanzos

Tiempo de preparación 10 minutos/ Tiempo de cocción 20 minutos/ Sirve 1

Ingredientes:

- ½ cucharilla, polvo de cebolla
- ¼ cucharadita, pimienta negra
- 1 taza de harina de garbanzo
- ½ cucharadita, ajo en polvo
- ½ cucharadita, bicarbonato de sodio
- ¼ cucharadita, pimienta blanca
- 1/3 taza, levadura nutricional
- 3 cebollas de verdeo finamente picadas
- 4 onzas de hongos salteados

Instrucciones:

1. En un pequeño tazón, mezclar la cebolla en polvo, la pimienta blanca, la harina de garbanzos, el ajo en polvo, la pimienta blanca y negra, el bicarbonato de sodio y la levadura alimenticia.
2. Añade una taza de agua y crea una masa suave.
3. A fuego medio, pon una sartén y añade la masa como si fuera un panqueque.
4. En la masa, espolvorea un poco de cebolla verde y hongos. Voltear la tortilla y cocinarla uniformemente por ambos lados.
5. Una vez que ambos lados estén cocidos, sirve la tortilla con espinacas, tomates, salsa picante y salsa.

Valor nutritivo por porción:

Calorías: 150, Grasas 1,9 g, Hidratos de Carbono 24,4 g, Proteínas 10,2 g

Pan blanco para sándwiches

Tiempo de preparación 10 minutos/ Tiempo de cocción 20 minutos/ Sirve 16

Número de porciones: 16

Ingredientes:

- 1 taza de agua caliente
- 2 cucharadas de levadura seca activa
- 4 cucharadas de aceite
- 2 ½ cucharaditas de sal
- 2 cucharadas de azúcar crudo o 4 cucharadas de jarabe de arce / néctar de ave
- 1 taza de leche de almendras caliente o cualquier otra leche no láctea de su elección.
- 6 tazas de harina para todo uso

Instrucciones:

1. Añade agua caliente, levadura y azúcar en un tazón y revuelve. Deje a un lado por 5 minutos o hasta que se formen muchas burbujas diminutas, algo espumosas.
2. Añade la harina y la sal en un tazón para mezclar y revuelve. Vierte el aceite, la mezcla de levadura y leche y mézclalo en la masa. Si la masa está demasiado dura, añada un poco de agua, una cucharada cada vez y mezcle bien cada vez. Si la masa es demasiado pegajosa, añade más harina, una cucharada cada vez. Amasa la masa durante 8 minutos hasta que esté suave y flexible. Puedes usar tus manos o usar el gancho de masa de la batidora de pie.
3. Ahora rocíe un poco de agua sobre la masa. Mantén el tazón cubierto con una toalla. Déjalo reposar hasta que duplique su tamaño.
4. Saque la masa del tazón y colóquela en la encimera. Golpea la masa.
5. Forrar un molde de pan con papel de pergamino. También puedes engrasar con un poco de aceite si lo prefieres. Puedes usar dos moldes de pan más pequeños si quieres hacer panes más pequeños, como hice yo.
6. Ponga la masa en el molde de pan. Ahora rocíe un poco más de agua sobre la masa. Mantén el molde de pan cubierto con una toalla. Déjalo reposar hasta que la masa duplique su tamaño.

7. Hornee en un horno precalentado a 370° F durante unos 40 - 50 minutos o un palillo de dientes cuando se inserta en el centro del pan sale sin ninguna partícula pegada en él.
8. Deje que se enfríe a temperatura ambiente.
9. Cortar en 16 rebanadas iguales y utilizar según sea necesario. Guardar en una panera a temperatura ambiente.

Valores nutricionales por porción: Calorías 209, Grasa 4 g, Carbohidratos 35 g, Proteínas 1 g

Un brindis para recordar

Tiempo de preparación 10 minutos/ Tiempo de cocción 15 minutos/ Sirve 4

Ingredientes:

- 1 lata, frijoles negros
- Pellizco, sal marina
- 2 piezas, tostadas de trigo integral
- ¼ cucharadita, especia de chipotle
- Pellizco, pimienta negra
- 1 cucharadita de ajo en polvo
- 1 lima recién exprimida
- 1 aguacate recién cortado
- ¼ taza, maíz
- 3 cucharadas, cebolla finamente picada
- ½ tomate recién cortado
- Cilantro fresco

Instrucciones:

1. Mezclar el chipotle con las judías, la sal, el ajo en polvo y la pimienta. Añade el jugo de limón.
2. Hierve todo esto hasta que tengas una mezcla espesa y con almidón.
3. En un tazón, mezclar el maíz, el tomate, el aguacate, la cebolla roja, el cilantro y el jugo del resto de la lima. Añade un poco de pimienta y sal.
4. Tostar el pan y esparcir primero la mezcla de frijoles negros y luego la de aguacate.
5. ¡Dale un mordisco a la bondad sana!

Valor nutritivo por porción:

Calorías: 290, Grasas 9 g, Carbohidratos 44 g, Proteínas 12 g

Panini sabroso

Tiempo de preparación 5 minutos/ Tiempo de cocción 0 minutos/ Sirve 1

Ingredientes:

- ¼ taza, agua caliente
- 1 cucharada, canela
- ¼ taza, pasas de uva
- 2 cucharaditas de cacao en polvo
- 1 plátano maduro
- 2 rebanadas de pan integral
- ¼ taza, mantequilla de maní natural

Instrucciones:

1. En un tazón, mezclar la canela, el agua caliente, las pasas y el polvo de cacao.
2. Esparce la mantequilla de cacahuete en el pan.
3. Corta los plátanos y ponlos en la tostada.
4. Mezcla la mezcla de pasas en una licuadora y espárcela sobre el sándwich.

Valor nutritivo por porción:

Calorías: 850, Grasas 34 g, Carbohidratos 112 g, Proteínas 27 g

Sabroso pastel de avena y zanahoria

Tiempo de preparación 10 minutos/ Tiempo de cocción 10 minutos/ Sirve 1

Ingredientes:

- 1 taza, agua
- ½ cucharilla, canela
- 1 taza de avena enrollada
- Sal
- ¼ taza, pasas de uva
- ½ taza, zanahorias ralladas
- 1 taza de leche no láctea
- ¼ cucharilla, pimienta inglesa
- ½ cucharilla, extracto de vainilla

Toppings:

- ¼ taza, nueces picadas
- 2 cucharadas, jarabe de arce
- 2 cucharadas, coco rallado

Instrucciones:

1. Ponga una pequeña olla a fuego lento y ponga a hervir a fuego lento la leche no láctea, la avena y el agua.
2. Ahora, añade las zanahorias, el extracto de vainilla, las pasas, la sal, la canela y la pimienta. Necesitas hervir a fuego lento todos los ingredientes, pero no olvides revolverlos. Sabrás que están listos cuando el líquido se absorba completamente en todos los ingredientes (en unos 7-10 minutos).
3. Pasa el plato espeso a los tazones. Puedes rociar un poco de jarabe de arce en la parte superior o cubrirlos con coco o nueces.

Valor nutritivo por porción:

Calorías: 210, Grasas 11,48 g, Hidratos de Carbono 10,37 g, Proteínas 3,8 g

Tarta de cebolla y champiñones con una buena corteza de arroz integral

Tiempo de preparación 10 minutos/ Tiempo de cocción 55 minutos/ Sirve 1

Ingredientes:

- 1 ½ libras, hongos, botón, portabella,
- 1 taza de arroz integral de grano corto
- 2 ¼ tazas, agua
- ½ cucharadita, pimienta negra molida
- 2 cucharaditas, mezcla de especias de hierbas
- 1 cebolla grande y dulce
- 7 onzas de tofu extra firme.
- 1 taza de leche sin leche
- 2 cucharaditas, cebolla en polvo
- 2 cucharaditas de soja baja en sodio
- 1 cucharadita, melaza
- ¼ cucharilla, cúrcuma molida
- ¼ copa, vino blanco
- ¼ taza, tapioca

Instrucciones:

1. Cocina el arroz integral y guárdalo para su uso posterior.
2. Cortar las cebollas en tiras finas y saltearlas en agua hasta que estén blandas. Luego, agregue la melaza y cocínela por unos minutos.
3. A continuación, saltee los hongos en agua con la mezcla de especias de hierbas. Una vez que los hongos estén cocidos y suaves, agregue el vino blanco o jerez. Cocina todo durante unos minutos más.
4. En una batidora, combine leche, tofu, arrurruz, cúrcuma y cebolla en polvo hasta obtener una mezcla suave.
5. En un plato de tarta, crea una capa de arroz, que se extiende uniformemente para formar una corteza. El arroz debe estar caliente y no frío. Será fácil trabajar con arroz caliente. También puedes usar un rodillo de pastelería para obtener una corteza uniforme. Con los dedos, presiona suavemente los lados.
6. Toma la mitad de la mezcla de tofu y los hongos y ponlos sobre el plato de la tarta. Suaviza el nivel con tu cuchara.

7. Ahora, cubra la capa con cebollas seguidas de la mezcla de tofu. Puedes alisar la superficie de nuevo con tu cuchara.
8. Espolvorea un poco de pimienta negra por encima.
9. Hornea el pastel a 350o F durante unos 45 minutos. Hacia el final, puedes cubrirlo holgadamente con papel de aluminio. Esto ayudará a que la corteza permanezca húmeda.
10. Deja que la corteza del pastel se enfríe, para que puedas cortarlo. Si estás enamorada de los platos vegetarianos, no hay forma de que no te guste este pastel.

Valor nutritivo por porción:

Calorías: 245,3, Grasas 16,4 g, Proteínas 6,8 g, Carbohidratos 18,3 g

Un perfecto batido de desayuno

Tiempo de preparación 5 minutos/ Tiempo de cocción 0 minutos/ Sirve 2

Ingredientes:

- 3 cucharadas de polvo de cacao crudo
- 1 taza de leche de almendras
- 2 plátanos congelados
- 3 cucharadas de mantequilla de maní natural

Instrucciones:

1. Usa una poderosa licuadora para combinar todos los ingredientes.
2. Procesa todo hasta que tengas un batido suave.
3. Disfruta de un buen batido para empezar el día.

Valor nutritivo por porción:

Calorías: 330, Grasas 15 g, Carbohidratos 41 g, Proteínas 11 g

Gazpacho de remolacha

Tiempo de preparación 10 minutos/ Tiempo de cocción 2 minutos/ Sirve 4

Ingredientes:

- ½ gran racimo de remolachas jóvenes con tallos, raíces y hojas
- 2 pequeños dientes de ajo, pelados,
- Sal al gusto
- Pimienta al gusto
- ½ cucharadita de stevia líquida
- 1 vaso de leche de coco kefir
- 1 cucharadita de eneldo picado
- ½ cucharada de aceite de canola
- 1 cebolla roja pequeña, picada
- 1 cucharada de vinagre de sidra de manzana
- 2 tazas de caldo de verduras o agua
- 1 cucharada de cebollino picado
- 1 cebollín, cortado
- Patatas pequeñas asadas

Instrucciones:

1. Cortar las raíces y los tallos de las remolachas en pequeños trozos. Cortar finamente las hojas de la remolacha.
2. Coloca una cacerola a fuego medio. Añade aceite. Cuando se calienta el aceite, se añade la cebolla y el ajo y se cocina hasta que la cebolla se vuelve translúcida.
3. Revuelva las remolachas, las raíces y el tallo y cocine por un minuto.
4. Añade caldo, sal y agua y cúbrelo con una tapa. Hervir a fuego lento hasta que esté tierno.
5. Añade la stevia y el vinagre y mézclalo bien. Pruebe y ajuste la stevia y el vinagre si es necesario.
6. Apaga la calefacción. Mezclar con una batidora de inmersión hasta que esté suave.
7. Coloca la cacerola de nuevo sobre ella. Cuando empiece a hervir, agregue hojas de remolacha y cocine por un minuto. Apaga la calefacción.
8. Enfriar completamente. Cálmese si lo desea.
9. Añade el resto de los ingredientes y revuelve.
10. Sirva en tazones con patatas asadas si lo desea.

Valores nutricionales por porción:

Calorías 101, Grasas 5 g, Carbohidratos 14 g, Proteínas 2 g

Arroz vegetal

Tiempo de preparación 7 minutos/ Tiempo de cocción 15 minutos/ Sirve 4

Ingredientes:

- ½ taza de arroz integral, enjuagado
- 1 taza de agua
- ½ cucharadita de albahaca seca
- 1 cebolla pequeña, picada
- 2 cucharadas de pasas de uva
- 5 onzas de guisantes congelados, descongelados
- ½ taza de mitades de nuez, tostadas
- 1 zanahoria mediana, cortada en fósforos
- 4 cebollas verdes, cortadas en trozos de 1 pulgada
- 1 cucharada de aceite de oliva
- ½ cucharadita de sal o al gusto
- ½ cucharadita de copos de chile rojo triturados o al gusto
- Pimienta molida o al gusto

Instrucciones:

1. Coloca una pequeña cacerola con agua a fuego medio.
2. Cuando empiece a hervir, añada arroz y albahaca. Revuelva.
3. Cuando empiece a hervir de nuevo, baje el fuego y cúbralo con una tapa. Cocina durante 15 minutos hasta que toda el agua se absorba y el arroz esté cocido. Añade más agua si crees que el arroz no está bien cocido.
4. Mientras tanto, coloca una sartén a fuego medio-alto. Añade zanahorias, pasas y cebollas y saltéalas hasta que las verduras estén crujientes y tiernas.
5. Añade los guisantes, la sal, la pimienta y las escamas de chile.
6. Añade las nueces y el arroz y revuelve.
7. Sirve.

Valores nutricionales por porción:

Calorías 305, Grasas 13 g, Carbohidratos 41 g, Proteínas 8 g

Risotto de calabacín

Tiempo de preparación 10 minutos/ Tiempo de cocción 5 minutos/ Sirve 8

Ingredientes:

- 2 cucharadas de aceite de oliva
- 4 dientes de ajo, finamente picados
- 1.5 libras de arroz Arborio
- 6 tomates, picados
- 2 cucharaditas de romero picado
- 6 calabacines, finamente picados
- 1 ¼ tazas de guisantes, frescos o congelados
- 12 tazas de caldo vegetal caliente
- 1 taza picada
- Sal al gusto
- Pimienta recién molida

Instrucciones:

1. Coloca una cacerola grande y pesada de fondo a fuego medio. Añade aceite. Cuando se calienta el aceite, se añade la cebolla y se sofríe hasta que esté translúcida.
2. Añade los tomates y cocínalos hasta que estén blandos.
3. A continuación, revuelva el arroz y el romero. Mezcla bien.
4. Añade la mitad del caldo y cocina hasta que se seque. Revuelva con frecuencia.
5. Añade el resto del caldo y cocina durante 3-4 minutos.
6. Añade el calabacín y los guisantes y cocina hasta que el arroz esté tierno. Añade sal y pimienta al gusto.
7. Revuelva la albahaca. Déjalo reposar durante 5 minutos.

Valores nutricionales por porción:

Calorías 406, Grasas 5 g, Carbohidratos 82 g, Proteínas 14 g

Capítulo 6

Recetas para el almuerzo

Arroz basmati integral Pilaf

Tiempo de preparación 10 minutos/ Tiempo de cocción 3 minutos/ Sirve 2

Ingredientes:

- ½ cucharada de mantequilla vegetariana
- ½ taza de champiñones, picados
- ½ taza de arroz basmati integral
- 2-3 cucharadas de agua
- 1/8 de cucharadita de tomillo seco
- Pimienta molida a gusto
- ½ cucharada de aceite de oliva
- ¼ taza de cebolla verde, picada
- 1 taza de caldo de verduras
- ¼ cucharadita de sal
- ¼ taza de nueces picadas, tostadas

Instrucciones:

1. Coloca una cacerola a fuego medio-bajo. Añade mantequilla y aceite.
2. Cuando se derrita, agregue los hongos y cocine hasta que estén ligeramente tiernos.
3. Añade la cebolla verde y el arroz integral. Cocina durante 3 minutos. Revuelva constantemente.
4. Añade el caldo, el agua, la sal y el tomillo.
5. Cuando empiece a hervir, baje el fuego y cúbralo con una tapa. Cocine a fuego lento hasta que el arroz esté cocido. Añade más agua o caldo si es necesario.
6. Añade las nueces y la pimienta.
7. Sirve.

Valor nutritivo por porción:

Calorías 189, Grasas 11 g, Carbohidratos 19 g, Proteínas 4 g

Arroz mexicano

Tiempo de preparación 10 minutos/ Tiempo de cocción 15 minutos/ Sirve 4

Ingredientes:

- ½ puede cortar tomates en dados con su líquido
- 2 onzas de maíz
- ½ lata de tomates con chiles verdes con su líquido
- 1 cebolla pequeña, picada
- ½ lata de judías negras, drenadas, enjuagadas
- 1 pimiento verde pequeño, picado
- 1 cucharada de aceite de oliva
- ½ taza de arroz blanco
- ¾ taza de agua
- 2 -3 cucharadas de salsa estilo picante
- 2 cucharadas de aceitunas negras, sin hueso, en rodajas
- 1 pimiento jalapeño, en rodajas
- Crema agria vegana para servir
- Queso vegano, rallado para servir

Instrucciones:

1. Coloca una cacerola a fuego medio. Añade aceite. Cuando el aceite esté caliente, añade el pimiento y la cebolla y saltéalos hasta que estén tiernos.
2. Añade el resto de los ingredientes excepto la crema agria vegetariana y el queso. Revolver y llevar a ebullición.
3. Baja la temperatura. Cúbrelo y cocínalo durante 15 minutos hasta que el arroz esté tierno.
4. Servir adornado con crema agria vegetariana y queso.

Valores nutricionales por porción:

Calorías 133,8, Grasas 0,7 g, Hidratos de Carbono 27,5 g, Proteínas 6,1 g

Arroz con alcachofa y berenjena

Tiempo de preparación 5 minutos/ Tiempo de cocción 10 minutos/ Sirve 3

Ingredientes:

- 2 cucharadas de aceite de oliva
- 1 cebolla mediana, finamente picada
- Un puñado de perejil, picado
- 1 cucharadita de polvo de cúrcuma
- 3 tazas de caldo vegetal
- Jugo, limón
- 1 berenjena, cortada en trozos
- 1 diente de ajo, aplastado
- 1 cucharadita de pimentón ahumado
- 7 onzas de arroz para paella
- 1 paquete de alcachofas a la parrilla
- Cuñas de limón para servir

Instrucciones:

1. Coloca una sartén antiadherente o una paellera a fuego medio. Añade una cucharada de aceite. Cuando se calienta el aceite, se añade la berenjena y se cocina hasta que se dore por completo.
2. Quítalo con una cuchara ranurada y colócalo en un plato forrado con toallas de papel.
3. Añade una cucharada de aceite. Cuando se calienta el aceite, se añade la cebolla y se sofríe hasta que esté translúcida.
4. Añade el ajo y los tallos de perejil. Cocina durante 10 minutos. Añade todas las especias y el arroz y fríe durante unos minutos hasta que el arroz esté bien cubierto con el aceite.
5. Añade sal y mézclalo bien. Vierta la mitad del caldo y cocine hasta que se seque. Revuelva de vez en cuando.
6. Añade la berenjena y las alcachofas y revuelve. Vierta el resto del caldo y cocine hasta que el arroz esté tierno. Añade las hojas de perejil y el jugo de limón y revuelve.
7. Servir caliente con gajos de limón.

Valores nutricionales por porción:

Calorías 431, Grasas 16 g, Carbohidratos 58 g, Proteínas 8 g

Frijoles negros y arroz

Tiempo de preparación 6 minutos/ Tiempo de cocción 15 minutos/ Sirve 3

Ingredientes:

- 1 cucharada de aceite vegetal
- ½ puede
- 1 ½ cucharaditas de orégano seco
- ½ taza de arroz crudo
- 1 cebolla grande, picada
- ¼ cucharadita de condimento criollo
- ¼ cucharadita de comino molido
- ¾ cucharadita de polvo de ajo
- ½ cucharadita de sal o al gusto
- 1 taza de agua
- Cilantro para adornar

Instrucciones:

1. Coloca una cacerola a fuego medio. Añade aceite. Cuando el aceite esté caliente, añade las cebollas y saltéalas hasta que estén tiernas. Añade el resto de los ingredientes excepto el arroz y las judías y mézclalos bien.
2. Cuando empiece a hervir, añada arroz y mézclelo bien.
3. Baja la temperatura y cúbrelo con una tapa. Cocine a fuego lento durante 15 minutos hasta que el arroz esté tierno.
4. Apaga la calefacción. Déjalo estar cubierto durante 5 minutos.
5. Pelusa con un tenedor. Añade los frijoles y revuelve. Cúbrelo y déjalo reposar durante 5 minutos.
6. Adorne con cilantro si lo desea y sirva.

Valores nutricionales por porción:

Calorías 233, Grasas 5 g, Hidratos de Carbono 39.9 g, Proteínas 7 g

Sándwich de alcachofa y judías blancas para untar

Tiempo de preparación 10 minutos/ Tiempo de cocción 0 minutos/ Sirve 4

Ingredientes:

- ½ taza de anacardos crudos, picados
- Agua
- 1 diente de ajo, cortado por la mitad
- 1 cucharada de cáscara de limón
- 1 cucharadita de romero fresco, picado
- ¼ cucharadita de sal
- ¼ cucharadita de pimienta
- 6 cucharadas de almendra
- 1 lata de 15,5 onzas de frijoles cannellini, bien enjuagada y drenada
- 3 o 4 corazones de alcachofa en lata, picados
- ¼ taza de semillas de girasol descascaradas
- Cebollas verdes, picadas, para adornar

Instrucciones:

1. Remoje los anacardos crudos durante 15 minutos en suficiente agua para cubrirlos. Escúrralos y páseles una toalla de papel para que se sequen lo más posible.
2. Pasa los anacardos a una licuadora y añade el ajo, la cáscara de limón, el romero, la sal y la pimienta. Pulsa para romper todo y luego añade la leche, una cucharada cada vez, hasta que la mezcla esté suave y cremosa.
3. Muele los frijoles en un tazón con un tenedor. Añade los corazones de alcachofa y las semillas de girasol. Lanza para mezclar.
4. Vierta la mezcla de anacardo encima y sazone con más sal y pimienta si lo desea. Mezcla bien los ingredientes y unta en pan integral, galletas o una envoltura.

Valores nutricionales por porción:

Calorías 200, Grasas 4 g, Carbohidratos 39 g, Proteínas 8 g

Envolturas de garbanzos de búfalo

Tiempo de preparación 10 minutos/ Tiempo de cocción 5 minutos/ Sirve 3

Ingredientes:

- ¼ taza más 2 cucharadas de humus
- 2 cucharadas de jugo de limón
- 1½ cucharadas de jarabe de arce
- 1 o 2 cucharadas de agua caliente
- 1 cabeza de lechuga romana, picada
- 1 lata de 15 onzas de garbanzos, escurridos, enjuagados y secos.
- 4 cucharadas de salsa picante, divididas
- 1 cucharada de aceite de oliva o de coco
- ¼ cucharadita de polvo de ajo
- 1 pizca de sal marina
- 4 tortillas de trigo
- ¼ taza de tomates cherry, cortados en cubos
- ¼ taza de cebolla roja, picada
- ¼ aguacate maduro, en rodajas finas

Instrucciones:

1. Mezcla el humus con el jugo de limón y el jarabe de arce en un gran tazón. Usa un batidor y añade el agua caliente, poco a poco hasta que esté espesa pero untable.
2. Añade la lechuga romana y métela en la bolsa. Aparta.
3. Vierta los garbanzos preparados en otro tazón. Añade tres cucharadas de la salsa picante, el aceite de oliva, el ajo en polvo y la sal, y mézclalo todo.
4. Calentar una sartén de metal (el hierro fundido es el que mejor funciona) a fuego medio y añadir la mezcla de garbanzos. Saltear de tres a cinco minutos y aplastar suavemente con una cuchara.
5. Una vez que la mezcla de garbanzos esté ligeramente seca, se retira del fuego y se añade el resto de la salsa picante. Remuévelo bien y déjalo a un lado.
6. Ponga las tortillas en una superficie limpia y plana y extienda un cuarto de taza de garbanzos de búfalo encima. Cubrir con tomates, cebolla y aguacate y envolver.

Valores nutricionales por porción:

Calorías 207, Grasas 5 g, Carbohidratos 9 g, Proteínas 8 g

Envolturas de vegetales de coco

Tiempo de preparación 8 minutos/ Tiempo de cocción 0 minutos/ Sirve 3

Ingredientes:

- 1½ tazas de zanahorias ralladas
- 1 pimiento rojo, sin semillas y cortado en rodajas finas
- 2½ cups kale
- 1 aguacate maduro, cortado en rodajas finas
- 1 taza de cilantro fresco, picado
- 5 envoltorios de coco
- 2/3 tazas de humus
- 6½ tazas de pasta de curry verde

Instrucciones:

1. Corta, pica y desmenuza todas las verduras.
2. Ponga un envoltorio de coco en una superficie plana y limpia y extienda dos cucharadas de humus y una cucharada de pasta de curry verde sobre el extremo más cercano a usted.
3. Coloca algunas zanahorias, pimiento, col rizada y cilantro en el envoltorio y empieza a enrollarlo, empezando por el borde más cercano a ti. Enrolle firmemente y doble los extremos.
4. Coloca la envoltura, con la costura hacia abajo, en un plato para servir.

Valores nutricionales por porción:

Calorías 304, Grasas 6 g, Carbohidratos 30 g, Proteínas 4 g

Sándwich de pepino y aguacate

Tiempo de preparación 5 minutos/ Tiempo de cocción 10 minutos/ Sirve 2

Ingredientes:

- ½ de un gran pepino, pelado, cortado en rodajas
- ¼ cucharadita de sal
- 4 rebanadas de pan integral
- 4 onzas de queso de cabra con o sin hierbas.
- 2 hojas de lechuga romana
- 1 aguacate grande, pelado, deshuesado, cortado en rebanadas
- 2 pizcas de pimienta con limón
- 1 exprimir el jugo de limón
- ½ taza de brotes de alfalfa

Instrucciones:

1. Pela y corta el pepino en rodajas finas. Ponga las rebanadas en un plato y espolvoréelas con un cuarto o media cucharadita de sal. Deje que esto se fije durante 10 minutos o hasta que aparezca agua en el plato.
2. Coloca las rodajas de pepino en un colador y enjuaga con agua fría. Deje que esto se escurra, luego colóquelo en un plato seco y séquelo con una toalla de papel.
3. Unte todas las rebanadas con queso de cabra y coloque hojas de lechuga en los dos trozos inferiores de pan.
4. Ponga las rodajas de pepino y el aguacate sobre el pan.
5. Espolvorea una pizca de pimienta de limón sobre cada sándwich y rocía un poco de jugo de limón por encima.
6. Cubrir con los brotes de alfalfa y colocar otro trozo de pan, con queso de cabra, encima.

Valores nutricionales por porción:

Calorías 246, Grasas 3 g, Carbohidratos 19 g, Proteínas 6 g

Lentejas para untar en sándwich

Tiempo de preparación 10 minutos/ Tiempo de cocción 18 minutos/ Sirve 3

Ingredientes:

- 1 cucharada de agua o aceite
- 1 cebolla pequeña, picada
- 2 dientes de ajo, picados
- 1 taza de lentejas secas
- 2 tazas de caldo vegetal
- 1 cucharada de vinagre de sidra de manzana
- 2 cucharadas de pasta de tomate
- 3 tomates secados al sol
- 2 cucharadas de jarabe de arce o de agave
- 1 cucharadita de orégano seco
- ½ cucharadita de comino molido
- 1 cucharadita de cilantro
- 1 cucharadita de cúrcuma
- ½ limón, jugo
- 1 cucharada de perejil fresco, picado

Instrucciones:

1. Calienta un horno holandés a fuego medio y añade el agua o el aceite.
2. Inmediatamente agregue las cebollas y saltéelas durante dos o tres minutos o hasta que se ablanden. Añade más agua si esto empieza a pegarse a la sartén.
3. Añade el ajo y saltéalo durante un minuto.
4. Añade las lentejas, el caldo de verduras y el vinagre; ponlo a hervir. Bajar el fuego y cocinar durante 15 minutos o hasta que las lentejas estén blandas y el líquido se absorba casi por completo.
5. Ponga las lentejas en un procesador de alimentos y añada la pasta de tomate, los tomates secados al sol y el jarabe; procese hasta que esté suave.
6. Añade el orégano, comino, cilantro, cúrcuma y limón; procesa hasta que se mezclen bien.
7. Quita la pasta de un bol y aplícala al pan, a la tostada, a un envoltorio o a la pita. Espolvorear con toppings como se desee.

Valores nutricionales por porción:

Calorías 300, Grasas 6 g, Carbohidratos 32 g, Proteínas 4 g

Los molinetes de tortilla mediterráneos

Tiempo de preparación 3 minutos/ Tiempo de cocción 0 minutos/ Sirve 2

Ingredientes:

- ½ taza de agua
- 4 cucharadas de vinagre blanco
- 3 cucharadas de jugo de limón
- 3 cucharadas de pasta de tahina
- 1 diente de ajo, picado
- Sal y pimienta al gusto
- Alcachofas en lata, escurridas, en rodajas finas
- Tomates cereza, en rodajas finas
- Aceitunas, en rodajas finas
- Lechuga o espinaca bebé
- Tortillas

Instrucciones:

1. En un tazón, combine el agua, el vinagre, el jugo de limón y la pasta de Tahini; bátalo hasta que esté suave.
2. Añade el ajo, la sal y la pimienta al gusto; bate para combinar. Ponga el tazón a un lado.
3. Ponga una tortilla en una superficie plana y unte con una cucharada de la salsa.
4. Ponga unas rodajas de lechuga o espinacas encima, luego esparza unas rodajas de alcachofa, tomate y aceituna encima.
5. Enrolle la tortilla con fuerza y dóblela a los lados. Cortar los extremos y luego rebanar en cuatro o cinco molinetes.

Valores nutricionales por porción:

Calorías 290, Grasas 6 g, Carbohidratos 24 g, Proteínas 8 g

Pita Pizza

Tiempo de preparación 3 minutos/ Tiempo de cocción 10 minutos/ Sirve 2

Ingredientes:
- 1 pita
- Hummus
- Salsa marinera
- Varios vegetales picados, cebollas, coliflor, brócoli, hongos, etc.
- Queso rallado, regular o vegano

Instrucciones:
1. Precaliente el horno a 350 grados, Fahrenheit.
2. Coloca el pan de pita en una bandeja de hornear cubierta con un spray antiadherente.
3. Esparce la pita con hummus y luego pon una cuchara en una capa ligera de salsa marinara.
4. Ponga sus verduras encima y espolvoree con queso.
5. Hornea de cinco a diez minutos hasta que todo esté caliente y burbujeante.

Valores nutricionales por porción:
Calorías 176, Grasas 5 g, Carbohidratos 3 g, Proteínas 6 g

Burritos de arroz y frijoles

Tiempo de preparación 5 minutos/ Tiempo de cocción 15 minutos/ Sirve 4

Ingredientes:

- 2 latas de 16 onzas de frijoles refritos sin grasa
- 6 tortillas
- 2 tazas de arroz cocido
- ½ taza de salsa
- 1 cucharada de aceite de oliva
- Un manojo de cebollas verdes, picadas
- 2 pimientos, finamente picados
- Guacamole

Instrucciones:

1. Precaliente el horno a 375 grados, Fahrenheit.
2. Ponga los frijoles refritos en una cacerola y colóquelos a fuego medio para calentarlos.
3. Caliente las tortillas y póngalas en una superficie plana.
4. Ponga los frijoles en un montículo largo que atraviesa la tortilla, un poco fuera del centro.
5. Ponga un poco de arroz y salsa sobre los frijoles; añada el pimiento verde y las cebollas al gusto, junto con cualquier otra verdura finamente picada que le guste.
6. Dobla el borde más corto de la tortilla y enróllala, doblando los lados a medida que avanzas.
7. Coloca cada burrito, con la costura hacia abajo, en una bandeja de hornear antiadherente.
8. Cepille con aceite de oliva y hornee durante 15 minutos.
9. Servir con guacamole.

Valores nutricionales por porción:

Calorías 164, Grasas 5 g, Carbohidratos 23 g, Proteínas 2 g

Molinetes de ricotta y albahaca

Tiempo de preparación 5 minutos/ Tiempo de cocción 0 minutos/ Sirve 3

Ingredientes:

- ½ taza de anacardos sin sal
- Agua
- 7 onzas de tofu firme, cortado en trozos
- ¼ taza de leche de almendras
- 1 cucharadita de vinagre de vino blanco
- 1 diente de ajo, aplastado
- 20 a 25 hojas de albahaca fresca
- Sal y pimienta al gusto
- 8 tortillas
- 7 onzas de espinacas frescas
- ½ taza de aceitunas negras, en rodajas
- 2 o 3 tomates, cortados en pequeños trozos

Instrucciones:

1. Remoje las castañas de cajú durante 30 minutos en suficiente agua para cubrirlas. Escúrralos bien y séquelos con toallas de papel.
2. Ponga los anacardos en una licuadora junto con el tofu, la leche de almendras, el vinagre, el ajo, las hojas de albahaca, la sal y la pimienta al gusto. Mezclar hasta que esté suave y cremoso.
3. Esparce la mezcla resultante sobre las ocho tortillas, dividiéndola en partes iguales.
4. Cubrir con hojas de espinacas, aceitunas y tomates.
5. Enrolle firmemente cada tortilla cargada.
6. Corta los extremos con un cuchillo afilado y corta en cuatro o cinco molinetes.

Valores nutricionales por porción:

Calorías 290, Grasas 3 g, Carbohidratos 19 g, Proteínas 4 g

Sloppy Joes hechos con lentejas y Bulgur

Tiempo de preparación 5 minutos/ Tiempo de cocción 35 minutos/ Sirve 6

Ingredientes:

- 5 cucharadas de caldo vegetal
- 2 tallos de apio, cortados en cubos
- 1 cebolla pequeña, cortada en cubitos
- 1 pimiento rojo pequeño, cortado en cubos
- 1 cucharadita de ajo en polvo
- 1 cucharadita de chile en polvo
- 1 cucharadita de comino molido
- 1 cucharadita de sal
- 1 taza de trigo bulgur cocido
- 1 taza de lentejas rojas
- 1 lata de 15 onzas de salsa de tomate
- 4 cucharadas de pasta de tomate
- 3½ tazas de agua
- 2 cucharaditas de vinagre balsámico
- 1 cucharada de salsa Hoisin

Instrucciones:

1. En un horno holandés, calentar el caldo de verduras y añadir el apio, la cebolla y el pimiento. Saltee hasta que las verduras estén blandas, unos cinco minutos.
2. Añade el ajo en polvo, el chile en polvo, el comino y la sal y mézclalo.
3. Añade el trigo bulgur, las lentejas, la salsa de tomate, la pasta de tomate, el agua, el vinagre y la salsa Hoisin. Revuelva y ponga a hervir.
4. Bajen el fuego a fuego lento y cocinen sin tapar durante 30 minutos. Revuelva de vez en cuando para evitar que se pegue y se queme.
5. Pruebe a ver si las lentejas están tiernas.
6. Cuando las lentejas estén listas, sírvelas en panecillos.

Valores nutricionales por porción:

Calorías 103, Grasas 4 g, Carbohidratos 3 g, Proteínas 2 g

Hummus picante y envoltura de manzana

Tiempo de preparación 7 minutos/ Tiempo de cocción 0 minutos/ Sirve 3

Ingredientes:

- 3 o 4 cucharadas de humus
- 2 cucharadas de salsa suave
- ½ taza de ensalada de brócoli
- ½ cucharadita de jugo de limón fresco
- 2 cucharaditas de yogur natural
- sal y pimienta al gusto
- 1 tortilla
- Hojas de lechuga
- ½ Granny Smith, sin corazón y en rodajas finas

Instrucciones:

1. En un pequeño tazón, mezclar el humus con la salsa. Ponga el tazón a un lado.
2. En un bol grande, mezcla la ensalada de brócoli, el jugo de limón y el yogur. Sazonar con la sal y la pimienta.
3. Ponga la tortilla en una superficie plana y extiéndala sobre la mezcla de humus.
4. Ponga algunas hojas de lechuga encima del humus.
5. En la mitad superior de la tortilla, coloque una pila de la mezcla de brócoli y cúbrala con las manzanas.
6. Doblar y envolver.

Valores nutricionales por porción:

Calorías 204, Grasas 10 g, Carbohidratos 49 g, Proteínas 5 g

Tomates secos para untar

Tiempo de preparación 10 minutos/ Tiempo de cocción 0 minutos/ Sirve 4

Ingredientes:

- 1 taza de tomates secados al sol
- 1 taza de anacardos crudos
- Agua para remojar los tomates y los anacardos
- ½ taza de agua
- 1 diente de ajo, picado
- 1 cebolla verde, picada
- 5 hojas grandes de albahaca
- ½ cucharadita de jugo de limón
- ¼ cucharadita de sal
- 1 pizca de pimienta
- Semillas de girasol descascaradas, saladas o no saladas

Instrucciones:

1. Remoje los tomates y los anacardos durante 30 minutos en tazones separados, con suficiente agua para cubrirlos. Escurrir y secar.
2. Poner los tomates y los anacardos en un procesador de alimentos y hacerlos puré, rociando el agua mientras se hace el puré para hacer una pasta suave y cremosa.
3. Añade el ajo, la cebolla, las hojas de albahaca, el jugo de limón, la sal y la pimienta y mézclalo todo.
4. Rasca en un tazón, cubre y refrigera durante la noche.
5. Esparcir sobre el pan o la tostada y espolvorear con semillas de girasol para un poco más de crujido.

Valores nutricionales por porción:

Calorías 123, Grasas 4 g, Hidratos de Carbono 10 g, Proteínas 8 g

Sándwich de batata para untar

Tiempo de preparación 10 minutos/ Tiempo de cocción 0 minutos/ Sirve 5

Ingredientes:

- 1 camote grande horneado y pelado
- 1 cucharadita de comino
- 1 cucharadita de chile en polvo
- 1 cucharadita de ajo en polvo
- Sal y pimienta al gusto
- 2 rebanadas de pan integral
- 1 o 2 cucharadas de frijoles pintos, escurridos
- Lechuga

Instrucciones:

1. Hornea y pela la batata y mézclala en un tazón. Si está demasiado espeso, añade un poco de leche de almendra o de coco.
2. Mezcla el comino, el chile en polvo, el ajo en polvo, la sal y la pimienta.
3. Esparce la mezcla en una rebanada de pan y pon encima unos frijoles.
4. Cubre con hojas de lechuga y la otra rebanada de pan.

Valores nutricionales por porción:

Calorías 102, Grasas 3 g, Hidratos de Carbono 4 g, Proteínas 8 g

Sándwich de calabacín con aderezo balsámico

Tiempo de preparación 5 minutos/ Tiempo de cocción 3 minutos/ Sirve 4

Ingredientes:

- 2 calabacines pequeños
- 1 cucharada de aceite de oliva
- 4 dientes de ajo, cortados en rodajas finas
- 1 cucharada de vinagre balsámico
- 1 pimiento rojo grande asado, picado
- 1 taza de frijoles cannellini, enjuagados, escurridos
- 2 panecillos de trigo integral
- 6 a 8 hojas de albahaca
- ½ cucharadita de pimienta

Instrucciones:

1. Añade el aceite a una sartén caliente y saltea el ajo durante uno o dos minutos o hasta que empiece a dorarse.
2. Añade las tiras de calabacín y saltéalas en tandas y ponlas en un plato hasta que estén todas terminadas.
3. Reduzca el calor a medio y coloque todas las tiras de calabacín de nuevo en la sartén.
4. Añade el vinagre y saltéalo durante un minuto.
5. En la licuadora, procesa la pimienta roja y los frijoles hasta que estén suaves.
6. Tostar los panecillos y poner con una cuchara en las mitades inferiores la mezcla de frijoles y pimienta.
7. Ponga hojas de albahaca encima y luego el calabacín.
8. Muele un poco de pimienta en la parte superior y cierra el sándwich con la parte superior del pan.
9. El siguiente capítulo te dará algunas ensaladas que también pueden ser un gran almuerzo.

Valores nutricionales por porción:

Calorías 100, Grasas 7 g, Carbohidratos 19 g, Proteínas 5 g

Ensalada de manzana y menta con crujiente de piñones

Tiempo de preparación 10 minutos/ Tiempo de cocción 0 minutos/ Sirve 2

Ingredientes:

- 1 manzana mediana, cortada en cubos
- 1 cucharada de jugo de limón
- 1 cucharadita de jarabe de arce
- ½ cucharadita de menta seca
- 1 cucharada de semillas frescas de granada
- 1 cucharadita de piñones o almendras en rodajas

Instrucciones:

1. Tostar las nueces en una cacerola en la estufa. Revuelva constantemente para que no se quemen y deje que se vuelvan marrón dorado. Deje la sartén a un lado hasta que se enfríe a temperatura ambiente.
2. Coloca la manzana cortada en un pequeño tazón con el jugo de limón y revuélvela para que toda la manzana quede cubierta.
3. Añade el jarabe de arce y la menta seca y mézclalo.
4. Espolvorea la parte superior de la ensalada con semillas de granada y nueces tostadas.

Valores nutricionales por porción:

Calorías 104, Grasas 5 g, Carbohidratos 4 g, Proteínas 6 g

Ensalada de tomate y garbanzos y espinacas

Tiempo de preparación 7 minutos/ Tiempo de cocción 0 minutos/ Sirve 2

Ingredientes:

- 2 tazas de garbanzos enlatados o cocidos
- 4 tomates medianos, picados
- 5 cebollas verdes, picadas
- 1 pimiento rojo, sin semillas, picado
- 1/3 de taza de perejil fresco, picado
- 1 taza de hojas de espinaca bebé
- 2 cucharadas de aceite de oliva
- ½ limón, jugo
- 1 cucharada de vinagre balsámico
- 2 cucharadas de linaza
- 2 cucharadas de semillas de sésamo

Instrucciones:

1. Combina los garbanzos, tomates, cebolla, pimiento, perejil y espinacas en una gran ensaladera.
2. En un frasco con tapa, combine el aceite, el jugo de limón y el vinagre balsámico; agítelo hasta que esté bien mezclado.
3. Vierte el aderezo sobre la ensalada y espolvorea con la linaza y las semillas de sésamo.

Valores nutricionales por porción:

Calorías 165, Grasas 5 g, Carbohidratos 4 g, Proteínas 7 g

Ley de Mango y Repollo Rojo

Tiempo de preparación 15 minutos/ Tiempo de cocción 0 minutos/ Sirve 5

Ingredientes:

- 2 mangos maduros, en rodajas
- ¼ taza de cilantro fresco, picado
- 4 zanahorias, peladas y ralladas
- 4 tazas de repollo rojo, desmenuzado
- 1 chorrito de vinagre balsámico
- 1 lima, en su jugo.
- 1 pizca de sal kosher

Instrucciones:

1. Coloca el mango, el cilantro, la zanahoria y la col roja en una gran ensaladera.
2. Bate en otro tazón el vinagre, el jugo de limón y la sal.
3. Vierte el aderezo sobre la ensalada y tíralo a la basura.
4. Para obtener el sabor más refrescante, refrigerar durante 20 minutos antes de servir.

Valores nutricionales por porción:

Calorías 100, Grasas 5 g, Carbohidratos 19 g, Proteínas 4 g

Capítulo 7

Recetas de sopas

Sopa de resfriado

Tiempo de preparación 5 minutos/ Tiempo de cocción 33 minutos/ Sirve 6

Ingredientes:

- 1½ cucharadas más 4 tazas de agua, divididas
- 1½ tazas de cebolla, cortada en cubitos
- 1 taza de zanahoria, cortada en cubos
- 1 taza de apio, cortado en cubos
- 3 dientes grandes de ajo, picados
- 1 cucharadita de pimentón
- 1 cucharadita de polvo de curry suave
- ½ cucharadita de sal marina
- ¼ cucharadita de tomillo seco
- Pimienta negra recién molida
- 2 tazas de lentejas rojas secas
- 3 tazas de caldo vegetal
- 1½ cucharadas de vinagre de sidra de manzana

Instrucciones:

1. Calienta una olla grande a fuego medio.
2. Añade todos los ingredientes a la olla y revuelve de vez en cuando.
3. Cocina durante 8 minutos.
4. Aumenta el calor y ponlo a hervir.
5. Una vez que esté hervido, déjalo hervir a fuego lento durante 25 minutos.
6. Sirva y disfrute.

Valores nutricionales por porción:

Calorías 290, Grasa 0.9 g, Carbohidratos 52.7 g, Proteínas 18.3 g

Sopa de lentejas francesa con pimentón

Tiempo de preparación 10 minutos/ Tiempo de cocción 43 minutos/ Sirve 5

Ingredientes:

- Salpicaduras de agua
- 1½ tazas de cebolla, cortada en cubitos
- 1 taza de zanahoria, cortada en discos
- 4-5 dientes de ajo, picados
- 1½ cucharadita de tomillo seco
- 1¼ a 1½ cucharadita de pimentón ahumado
- 1 cucharadita de mostaza de Dijon
- ¾ cucharadita de sal marina
- Pimienta negra recién molida
- 2 tazas de lentejas francesas, enjuagadas
- 2 tazas de caldo de verduras vegetarianas
- 5 tazas de agua
- ¼ taza de pasta de tomate
- 1 hoja de laurel

Instrucciones:

1. Calienta una olla grande a fuego medio.
2. Añade todos los ingredientes a la olla y cocínalos durante 8 minutos, revolviendo de vez en cuando.
3. Aumenta el calor y ponlo a hervir.
4. Una vez que esté hervido, déjelo hervir a fuego lento durante 35 minutos.
5. Quita la hoja de laurel.
6. Sirva y disfrute.

Valores nutricionales por porción:

Calorías 109, Grasa 0.9 g, Carbohidratos 26.1 g, Proteínas 5.7 g

Sopa de calabaza

Tiempo de preparación 10 minutos / Tiempo de cocción 1 hora 5 minutos / 4 porciones

Ingredientes:

- 3 libras de calabaza o cualquier otra calabaza de invierno de naranja profunda, entera y sin pelar.
- 1 cebolla grande o 2 cebollas pequeñas, enteras y sin pelar
- 2 tazas de agua y más para diluir
- ½ taza de anacardos crudos, pre remojados y escurridos
- 1 cucharada de jugo de limón, recién exprimido
- 1 cucharadita de romero fresco
- 1 cucharadita de sal marina
- ¼ cucharadita de canela
- 1/8 cucharadita de pimienta inglesa
- 1 diente de ajo medio-grande, picado

Instrucciones:

1. Precaliente el horno a 450 F.
2. Coge una bandeja de horno y cúbrela con papel de pergamino.
3. Coloca la cebolla y la calabaza en la bandeja de hornear y hornea durante una hora.
4. Tome una licuadora y añada agua, anacardos, jugo de limón, romero, sal marina, canela, pimienta de Jamaica y ajo.
5. Hacer puré hasta que esté suave.
6. Picar cebollas y calabazas horneadas y transferirlas a la licuadora sin piel ni semillas.
7. Mezclar hasta que esté suave.
8. Pasa la sopa a una olla y caliéntala a fuego lento durante 3 a 5 minutos y sírvela.

Valores nutricionales por porción:

Calorías 125, Grasas 8.2 g, Carbohidratos 11.4 g, Proteínas 3.7 g

Sopa de garbanzos y lentejas

Tiempo de preparación 10 minutos/ Tiempo de cocción 31 minutos/ Sirve 6

Ingredientes:

- Agua
- 2 tazas de cebolla, cortada en cubitos
- ¾ cucharadita de sal marina
- Pimienta negra recién molida
- 1 cucharadita de semillas de mostaza
- 1 cucharadita de semillas de comino
- 1½ cdta pimentón
- ½ cucharadita de orégano seco
- ½ cucharadita de tomillo seco
- 1 taza de lentejas rojas secas
- 3½ tazas de garbanzos, cocidos
- 2 tazas de tomates, picados
- 3 tazas de caldo vegetal
- 2 tazas de agua
- 2 hojas de laurel secas
- ¼ taza de jugo de limón fresco

Instrucciones:

1. Calienta una olla grande a fuego medio.
2. Añada todos los ingredientes y cocine durante 6 minutos, revolviendo de vez en cuando.
3. Aumenta el calor y ponlo a hervir.
4. Una vez que esté hervido, déjalo hervir a fuego lento durante 25 minutos.
5. Quita la hoja de laurel.
6. Sirva y disfrute.

Valores nutricionales por porción:

Calorías 578, Grasa 9 g, Carbohidratos 98 g, Proteínas 32.1 g

Sopa de frijoles y lentejas

Tiempo de preparación 10 minutos/ Tiempo de cocción 48 minutos/ Sirve 4

Ingredientes:

- 2 cucharadas de agua
- 1½ tazas de cebolla, cortada en cubitos
- 3 tazas de patatas, cortadas en trozos
- ½ taza de apio, en cubitos
- 1 taza de zanahorias, cortadas en cubos
- 4-5 dientes de ajo, picados
- 1½ cucharadita de hojas de romero seco
- 1 cucharadita de hojas de tomillo seco
- 1½ cucharadita de mostaza molida
- 1 cucharadita de sal marina
- Pimienta negra recién molida
- 1 taza de lentejas verdes, enjuagadas
- 2 tazas de caldo vegetal
- 5 tazas de agua
- 1 cucharada de miso rojo
- 1½ cucharada de melaza de la trampa negra
- 2 hojas de laurel secas
- Una lata de 15 onzas de judías blancas

Instrucciones:

1. Calienta una olla grande a fuego medio.
2. Añada todos los ingredientes y cocine durante 8 minutos, revolviendo de vez en cuando.
3. Aumenta el calor y ponlo a hervir.
4. Una vez que esté hervido, déjelo cocinar durante 40 minutos.
5. Quita la hoja de laurel.
6. Sirva y disfrute.

Valores nutricionales por porción:

Calorías 292, Carbohidratos 61.7 g, Grasas 2.3 g, Proteínas 13.7 g

Calorías 200, Grasas 4 g, Carbohidratos 39 g, Proteínas 8 g

Guiso de lentejas de cebada

Tiempo de preparación 5 minutos/ Tiempo de cocción 50 minutos/ Sirve 3

Ingredientes:

- ½ cebolla, picada
- 2 tallos de apio, picados
- 1 zanahoria, cortada en cubos
- 1 cucharada de aceite de oliva
- 3 tazas de caldo vegetal
- 2 papas rojas pequeñas, con piel, picadas
- ¼ taza de cebada seca y sin cocer
- ¾ taza de lentejas cocidas

Instrucciones:

1. Coloca una olla grande a fuego medio-alto y añade el aceite. Una vez que se calienta, se añaden las verduras y se sofríen durante tres o cuatro minutos, hasta que se ablanden ligeramente.
2. Añade el caldo de verduras y las patatas y pon la olla a hervir.
3. Reduzca el calor a fuego lento y añada la cebada y las lentejas.
4. Cocine a fuego lento durante 45 minutos, añadiendo agua si es necesario, hasta que la cebada esté blanda y tierna.
5. Servir caliente.

Valores nutricionales por porción:

Calorías 164, Grasas 4 g, Carbohidratos 19 g, Proteínas 5 g

Sopa de fideos de garbanzos

Tiempo de preparación 8 minutos/ Tiempo de cocción 5 minutos/ Sirve 3

Ingredientes:

- 1 cucharada de aceituna
- 1 diente de ajo, picado
- 1 cebolla, cortada en cubitos
- 6 tallos de apio, cortados en cubos
- 4 zanahorias, peladas y cortadas en cubos
- 4 tazas de caldo vegetal
- 4 tazas de agua
- 2 cucharadas colmadas de pasta blanca de miso
- 4 onzas de pasta integral
- Una lata de 15 onzas de garbanzos, enjuagada y escurrida
- sal y pimienta al gusto
- 2 puñados de espinacas bebé

Instrucciones:

1. Coloca el aceite en una olla grande a fuego medio-alto.
2. Saltee el ajo durante uno o dos minutos, luego añada la cebolla y saltee durante otro par de minutos, hasta que se ablande.
3. Añade el apio y la zanahoria y saltéalos durante otros dos o tres minutos.
4. Añade el caldo de verduras y el agua y pon la olla a hervir.
5. Vierta la pasta; en cuanto esté cocida al dente, añada la pasta de miso y los garbanzos y baje el fuego a fuego lento.
6. Sazonar con sal y pimienta al gusto, hirviendo a fuego lento hasta que todo se haya calentado.
7. Si está congelando su sopa, deténgase aquí y deje que la sopa se enfríe antes de ponerla en los contenedores del congelador. Sin embargo, si planea servir la sopa inmediatamente, añada las espinacas, apague el fuego y deje que la olla se quede allí lo suficiente para que se marchite la espinaca.
8. Sirve la sopa caliente.

Valores nutricionales por porción:

Calorías 120, Grasas 3 g, Carbohidratos 5 g, Proteínas 5 g

Sopa cremosa de zanahoria y judías blancas

Tiempo de preparación 6 minutos/ Tiempo de cocción 35 minutos/ Sirve 5

Ingredientes:

- 2 libras de zanahorias, peladas y picadas.
- 2 cucharadas de jarabe de arce
- 1 lata de 14 onzas de leche de coco
- 1½ tazas de caldo vegetal
- 1 lata de 14 onzas de judías blancas
- 1 pizca de cúrcuma
- 1 pizca de polvo de curry
- 1 pizca de sal
- 1 pizca de pimienta

Instrucciones:

1. Precaliente el horno a 350 grados Fahrenheit y forre una bandeja de hornear con papel pergamino.
2. Ponga las zanahorias picadas en un bol y vierta el jarabe de arce. Mezcla y asegúrate de que cada trozo de zanahoria esté cubierto con el jarabe.
3. Esparce las zanahorias en la bandeja de hornear, asegurándote de que no se superpongan. Hornea durante 35 minutos.
4. Sacar las zanahorias del horno y enfriarlas durante al menos 15 minutos.
5. Raspe las zanahorias en una licuadora o procesador de alimentos; añada la leche de coco y el caldo de verduras y licúe hasta que esté suave.
6. Añade los frijoles, la cúrcuma, el curry, la sal y la pimienta, y mezcla hasta que esté suave y cremoso.
7. Viértelo de nuevo en la olla y caliéntalo antes de servirlo.

Valores nutricionales por porción:

Calorías 130, Grasas 5 g, Carbohidratos 19 g, Proteínas 6 g

Sopa cremosa de puerro y patata

Tiempo de preparación 5 minutos/ Tiempo de cocción 20 minutos/ Sirve 3

Ingredientes:

- 3 puerros grandes, limpiados y cortados en trozos
- 1 cucharada de mantequilla vegetariana
- 1½ cucharadas de aceite de oliva
- 1 pizca de sal marina
- 1 cebolla pequeña, cortada en cubitos
- 3 papas medianas, peladas y picadas
- 3 dientes de ajo, picados
- ½ cucharadita de romero seco
- 1½ cucharaditas de tomillo seco
- ½ cucharadita de cilantro molido
- 5 tazas de caldo vegetal
- 1 cucharadita más de sal marina
- ¼ cucharadita de pimienta
- 2 hojas de laurel
- 1 taza de leche de coco
- 1 cebolla verde, picada

Instrucciones:

1. Prepara los puerros y drénalos bien
2. Ponga la mantequilla y el aceite en una olla grande a fuego medio y añada una pizca de sal.
3. Cuando la mantequilla esté derretida, agregue los puerros y la cebolla y saltéelos durante cinco o seis minutos, hasta que estén blandos.
4. Añade las patatas, el ajo, el romero, el tomillo y el cilantro y saltéalo durante unos tres minutos.
5. Vierta el caldo de verduras, sal, pimienta y hojas de laurel y póngalo a hervir.
6. Inmediatamente baje el fuego a fuego lento y déjelo cocinar durante 15 minutos.
7. Quita las hojas de laurel y vierte la leche de coco. Saborea y sazonar con sal y pimienta.

8. Utilice una licuadora de inmersión (o procese por lotes en una licuadora) y mezcle hasta que esté suave y cremoso.
9. Viértalo de nuevo en la olla si fue removido; caliéntelo hasta que esté caliente.
10. Poner en tazones y cubrir con cebolla de verdeo picada y un poco más de pimienta.

Valores nutricionales por porción:

Calorías 340, Grasas 6 g, Carbohidratos 29 g, Proteínas 9 g

Sopa de crema verde de brócoli

Tiempo de preparación 10 minutos/ Tiempo de cocción 25 minutos/ Sirve 4

Ingredientes:

- 6 tazas de flores de brócoli fresco
- 1 cucharadita de aceituna
- 1 diente de ajo, picado
- 1 cucharadita de salsa de tamariz
- 2 tazas de leche de coco fría
- 1 cucharadita de condimento italiano seco
- ¼ cucharadita de sal marina
- ¼ cucharadita de pimienta molida
- 1 pizca de pimienta de cayena

Instrucciones:

1. Cortar el brócoli en ramilletes y ponerlo en una cesta de vapor sobre una olla de agua hirviendo. Cocer al vapor los ramilletes durante siete u ocho minutos, hasta que estén tiernos y crujientes.
2. Ponga el aceite en una olla grande a fuego medio y deje que se caliente. Añade el ajo y saltéalo durante unos dos minutos.
3. Añade la salsa tamariz y la leche de coco, revuelve y añade el brócoli al vapor.
4. Añade el condimento italiano, la sal y la pimienta negra y de cayena; apaga el fuego mientras usas una batidora de inmersión para procesar la mezcla hasta que esté suave y cremosa.
5. Si la sopa es demasiado espesa para su gusto, añada más leche de coco, dos cucharadas a la vez, hasta que consiga la consistencia adecuada.
6. Vuelva a encender el quemador a fuego medio y cocine a fuego lento durante 10 o 15 minutos.

Valores nutricionales por porción:

Calorías 139, Grasas 4 g, Carbohidratos 39 g, Proteínas 8 g

Sopa fría de maíz dulce

Tiempo de preparación 10 minutos/ Tiempo de cocción 0 minutos/ Sirve 8

Ingredientes:

- 12 mazorcas frescas de maíz, desgranadas
- 1 cucharadita de canela molida
- 1 ½ tazas de sandía en rodajas
- ½ taza de hojas de albahaca fresca
- 2 tazas de leche de almendras
- 8 cucharadas de jarabe de arce
- ½ pinta de moras

Instrucciones:

1. Quita el maíz de las mazorcas. Añade el maíz, la canela y la leche en una licuadora y bátelo hasta que esté suave.
2. Pasa la mezcla a través de una bolsa de leche de nuez y cuela la leche en un tazón. Tira los sólidos.
3. Añade el jarabe de arce y revuelve.
4. Divídanse en tazones. Divide la sandía y las moras en los tazones. Adorne con albahaca y refrigere hasta su uso.

Valores nutricionales por porción:

Calorías 258, Grasas 4 g, Hidratos de Carbono 57 g, Proteínas 8 g

Sopa de guisantes y menta

Tiempo de preparación 10 minutos/ Tiempo de cocción 0 minutos/ Sirve 8

Ingredientes:

- 2 cucharadas de aceite de oliva extra virgen
- 2 cebollas medianas, finamente picadas
- 10 tazas de guisantes frescos sin cáscara
- 8 tazas de caldo vegetal
- 2 onzas de mantequilla vegetariana
- 2 dientes de ajo, pelados y picados.
- 2 tazas de hojas de menta
- Sal al gusto
- Pimienta al gusto
- Queso parmesano vegetariano

Instrucciones:

1. Coloca una olla de sopa a fuego medio. Añade aceite y mantequilla. Cuando se calienta, añade cebolla y saltéala hasta que esté translúcida.
2. Agregue el ajo y cocine por unos 2 o 3 minutos.
3. Añade 8 tazas de guisantes, menta y 6 tazas de caldo. Cúbrelo y cocínalo hasta que esté blando.
4. Apague el calor y transfiéralo a una licuadora. Mezclar hasta que esté suave.
5. Viértelo en la olla. Añade el resto del caldo y los guisantes. Añade sal y pimienta al gusto.
6. Coloca la olla a fuego medio. Cocina hasta que los guisantes estén blandos.
7. Añade queso si lo usas. Cocina a fuego lento hasta que el queso se derrita.
8. Añade unas gotas de aceite de oliva y revuelve.
9. Enfriar completamente.
10. Cuchara en los tazones y servir.

Valores nutricionales por porción:

Calorías 349, Grasas 13 g, Carbohidratos 43 g, Proteínas 17 g

Sopa de tomate y albahaca

Tiempo de preparación 10 minutos/ Tiempo de cocción 20 minutos/ Sirve 8

Ingredientes:

- 4 libras de tomates, en cuartos
- 4 tazas de caldo de verduras
- 4 cucharadas de vinagre balsámico
- Pimienta recién molida a gusto
- 2 racimos de albahaca fresca, picada
- 4 dientes de ajo, pelados
- Sal al gusto

Instrucciones:

1. Añade todos los ingredientes en una licuadora y mézclalos hasta obtener la consistencia deseada.
2. Cuele si lo desea y viértalo en una cacerola grande. Colóquelo a fuego lento. Déjalo cocinarse durante 20 minutos.
3. Enfriar completamente y servir en tazones.

Valores nutricionales por porción:

Calorías 110, Grasas 1 g, Hidratos de Carbono 22 g, Proteínas 6 g

Sopa de cebada con hongos

Tiempo de preparación 5 minutos/ Tiempo de cocción 4 minutos/ Sirve 6

Ingredientes:

- 2 tazas de champiñones frescos cortados en rodajas
- 2 cucharadas de mantequilla vegetariana
- 2/3 taza de cebada perlada mediana
- 2 zanahorias medianas, en rodajas
- Sal al gusto
- Pimienta al gusto
- 4 dientes de ajo, picados
- 4 latas de caldo de verduras
- 2 cucharadas de salsa de soja
- 1 cucharadita de hierba de eneldo

Instrucciones:

1. Coloca una olla de sopa a fuego medio. Añade mantequilla vegetariana. Cuando se derrita, agregue el champiñón y el ajo y saltee durante unos 3 o 4 minutos.
2. Añade cebada, caldo y salsa de soja.
3. Cuando empiece a hervir, baje el fuego y cubra la olla parcialmente. Hervir a fuego lento hasta que esté tierno.
4. Si la cebada no está cocida y no hay suficiente caldo, añada más caldo y cocine hasta que la cebada esté tierna.
5. Añade la zanahoria, el encldo, la sal y la pimienta. Cúbrelo y cocínalo hasta que las zanahorias estén tiernas.

Valores nutricionales por porción:

Calorías 230, Grasas 6 g, Hidratos de Carbono 34 g, Proteínas 12 g

Sopa Miso

Tiempo de preparación 10 minutos/ Tiempo de cocción 8 minutos/ Sirve 4

Ingredientes:

- 4 tazas de agua
- 1 taza de cebolla verde picada
- 2 hojas de nori seco, picado
- 1 taza de acelgas verdes picadas
- ½ taza de tofu en cubo
- 7-8 cucharadas de pasta blanca de miso
- Sal al gusto

Instrucciones:

1. Añade agua en una cacerola. Coloca la cacerola a fuego alto. Cuando empiece a hervir, añada nori y cúbralo con la tapa. Cocina durante 2-3 minutos.
2. Añade la cebolla verde, la acelga y el tofu y cocina durante unos 5 minutos. Apaga la calefacción.
3. Bátelo todo en un bol, miso y agua caliente.
4. Viértelo en la sopa caliente. Revuelva y pruebe la sopa. Añade más sal o miso si lo deseas.
5. Enfriar un poco.
6. Cucharón en tazones de sopa y servir

Valores nutricionales por porción:

Calorías 88, Grasas 2 g, Carbohidratos 9 g, Proteínas 7 g

Sopa de Maravilla

Tiempo de preparación 4 minutos/ Tiempo de cocción 5 minutos/ Sirve 6

Ingredientes:

- 3 cebollas, picadas
- 2 tomates medianos, picados
- 1 manojo mediano de apio, cortado, picado
- 1 pimiento verde grande, sin semillas, picado
- 1 col mediana, cortada en trozos del tamaño de un bocado
- 1 zanahoria mediana, picada
- 1 taza de champiñones en rodajas
- Hierbas frescas o secas de su elección
- Sazonador de su elección a gusto
- Sal al gusto
- 3 tazas de agua

Instrucciones:

1. Coloca una olla de sopa a fuego medio.
2. Añade todos los ingredientes y revuelve. Poner a hervir.
3. Bajar el fuego y cocer a fuego lento durante 5 minutos hasta que las verduras estén tiernas.
4. Cucharón en tazones de sopa y servir.

Valores nutricionales por porción:

Calorías 71, Grasas 3,26 g, Hidratos de Carbono 7,69 g, Proteínas 3,92 g

Sopa de tortilla

Tiempo de preparación 5 minutos/ Tiempo de cocción 20 minutos/ Sirve 3

Ingredientes:

- ½ taza de salsa
- ½ cucharadita de chile en polvo
- ½ lata de garbanzos, escurridos, enjuagados
- 1 cebolla pequeña, picada
- 2 tazas de caldo vegetal
- ½ cucharadita de comino molido
- Sal al gusto
- ½ lata de maíz, drenada, enjuagada
- 2 dientes de ajo, picados
- Jugo de lima al gusto
- Rodajas de aguacate
- Tortilla chips
- Cilantro picado

Instrucciones:

1. Añade todos los ingredientes en una olla de sopa. Coloca la olla a fuego medio.
2. Cúbrase y cocine a fuego lento durante 20-30 minutos.
3. Añade el jugo de lima y revuelve.
4. Cúbrase con un cucharón en los tazones de sopa y sírvase con los aderezos sugeridos.

Valores nutricionales por porción:

Calorías 237, Grasas 4 g, Carbohidratos 39 g, Proteínas 13 g

Sopa de albóndigas griega

Tiempo de preparación 10 minutos/ Tiempo de cocción 30 minutos/ Sirve 4

Ingredientes:

- ¾ taza de lentejas marrones secas, enjuagadas
- ½ cebolla pequeña, picada
- 2 ½ tazas de caldo de verduras
- Jugo de un gran limón
- 2 cucharadas de pan rallado
- Sal al gusto
- Pimienta al gusto
- 7 cucharadas de arroz integral de grano largo
- ¼ taza de harina
- ½ cucharada de almidón de maíz mezclado con 2 cucharadas de agua
- 2 cucharadas de perejil, picado
- 1 cucharada de aceite de oliva
- 1 cucharada de semillas de lino molidas
- 2 tazas de agua

Instrucciones:

1. Añade 2 tazas de caldo y lentejas en una cacerola y colócalo a fuego medio-alto.
2. Cuando empiece a hervir, reduce el fuego y hierve a fuego lento hasta que las lentejas estén cocidas. Colar las lentejas y retener el agua cocida.
3. Coloca otra cacerola pequeña con 6 cucharadas de arroz y el resto del caldo y cocina hasta que el arroz esté blando. Añade la mitad del arroz a la licuadora.
4. Añade el líquido retenido a la cacerola. Añade también agua y colócalo a fuego medio.
5. Mientras tanto, agregue lentejas a la licuadora y pulse hasta que se haga un puré grueso.
6. Transferirlo a un tazón. Añada el resto del arroz cocido, el perejil, el aceite, el pan rallado y las semillas de lino y mézclelos hasta que estén bien combinados.
7. Dividir la mezcla en 12 porciones iguales y formar bolas.

8. Añade la cucharada restante de arroz crudo al caldo hirviendo a fuego lento y baja las bolas de lentejas en él.
9. Reduzca el calor y hierva a fuego lento durante unos 30 minutos.
10. Añade la mezcla de fécula de maíz al caldo que está hirviendo a fuego lento y remueve suavemente. Añada jugo de limón, sal y pimienta.
11. Cucharón en tazones de sopa.

Valores nutricionales por porción:

Calorías 461,8, Grasas 5,75 g, Hidratos de Carbono 51,6 g, Proteínas 20 g

Sopa cremosa de coliflor al curry

Tiempo de preparación 10 minutos/ Tiempo de cocción 10 minutos/ Sirve 3

Ingredientes:

- 1 cucharada de aceite de oliva extra virgen + extra para servir
- 1 coliflor de cabeza mediana recortada, cortada en ramilletes
- 1 cebolla blanca pequeña, cortada en rodajas finas
- 1 diente de ajo grande, pelado y picado.
- 2 ¼ tazas de caldo de verduras o agua
- 1/3 de taza de leche de coco fresca
- ¾ cucharadita de comino molido
- ¼ cucharadita de cilantro molido
- ¼ cucharadita de polvo de cúrcuma
- ½ cucharadita de polvo de curry
- Sal al gusto
- Pimienta recién molida a gusto
- 2 cucharadas de anacardos picados y tostados.
- 2 cucharadas de perejil fresco italiano picado.
- ½ cucharadita de copos de chile rojo para adornar

Instrucciones:

1. Coloca una olla de sopa a fuego medio. Añade aceite. Cuando se calienta el aceite, se añaden las cebollas y una gran pizca de sal y se saltean durante 10 minutos hasta que estén blandas. Añade el ajo y saltéalo hasta que esté aromático.
2. Añade la coliflor, el caldo, el cilantro, el polvo de curry, el comino, la cúrcuma y la sal. Mezcla bien.
3. Cuando empiece a hervir, baje el fuego y cúbralo con una tapa. Hervir a fuego lento hasta que esté tierno. Apaga la calefacción y enfría un rato.
4. Pasar a una licuadora y mezclar hasta que esté suave. Vuelve a poner la sopa en la olla.
5. Vuelve a colocar la olla a fuego medio. Añade la leche de coco y la pimienta y revuelve. Pruebe y ajuste el condimento si es necesario.
6. Cucharón en tazones de sopa. Espolvorea perejil, hojuelas de pimiento rojo y anacardos por encima.

7. Rocíe un poco de aceite de oliva en la parte superior y sirva inmediatamente.

Valores nutricionales por porción:

Calorías 177, Grasas 13,2 g, Hidratos de Carbono 14,2 g, Proteínas 4,5 g

Sopa de champiñones de lima y hierba limón

Tiempo de preparación 6 minutos/ Tiempo de cocción 21 minutos/ Sirve 6

Ingredientes:

- 1 cucharada de aceite de oliva
- 1 cucharada de aceite de sésamo
- 2 dientes de ajo, picados
- ½ cebolla roja, finamente picada
- 1 tallo de apio, finamente picado
- 1 cucharada de jengibre fresco, pelado y picado
- 1 taza de hongos shitake, cortados en rodajas finas
- 2 latas de 14 onzas de leche de coco
- 1½ tazas de caldo vegetal
- 1 pimiento rojo pequeño, sin semillas y picado
- 1 tallo de limoncillo fresco, entero y machacado
- 1 a 2 cucharadas de hierba de limón, picada
- Sal marina y pimienta molida a gusto
- 1 puñado de hojas de albahaca fresca
- 1 lima, en su jugo.
- ½ taza de pimiento rojo, en juliana

Instrucciones:

1. Coloca una olla sopera a fuego medio-alto y añade el aceite de oliva y el aceite de sésamo.
2. Saltee el ajo durante uno o dos minutos, luego añada la cebolla, el apio, el jengibre y los champiñones. Saltear durante seis minutos.
3. Añade la leche de coco, el caldo de verduras, el chile, el tallo de limoncillo y la hierba de limón picada.
4. Sazonar con sal y pimienta.
5. Ponlo a hervir y déjalo cocer durante unos 15 minutos; quieres que todo esté bien caliente.
6. Agregue las hojas de albahaca y apague la calefacción.
7. Exprimir el jugo de lima, revolver la olla y servir con una hoja de albahaca fresca encima de cada bol.

Valores nutricionales por porción:

Calorías 200, Grasas 4 g, Carbohidratos 39 g, Proteínas 8 g

Capítulo 8

Recetas para la cena

Hamburguesas de pita con champiñones de garbanzos

Tiempo de preparación 10 minutos/ Tiempo de cocción 30 minutos/ Sirve 6

Ingredientes:

Hamburguesas:

- 6 panes de pita
- 1 ½ tazas de arroz basmati cocido
- 1 lata de 14 onzas de garbanzos
- 2 huevos de lino
- 1 cebolla, picada
- 4 dientes de ajo, picados
- 8 onzas de hongos, picados
- 2 cucharadas de salsa de soja
- 1 ¼ taza de harina de garbanzo

Especias:

- 1 cucharada de azúcar de coco
- ¼ taza de levadura nutricional
- ½ cucharadita de polvo de pimentón ahumado
- ½ cucharadita de polvo de pimienta negra
- ½ cucharadita de polvo de comino
- ½ cucharadita de polvo de cilantro
- ¼ cdta polvo de pimienta de Jamaica

Salsa:

- 2 cucharadas de mayonesa vegetariana
- 1 cucharadita de mostaza
- 1 cucharadita de gochujang
- Una pizca de azúcar de coco

Instrucciones:

1. Cocine el arroz y saltee la cebolla y el ajo. Añade las setas y sal hasta que estén tiernas.
2. Escurra los garbanzos y añada todo, excepto la harina de garbanzos, a un procesador de alimentos. Pulso hasta combinado, pero no blando.
3. Añade esta mezcla a un bol y añade harina de garbanzos hasta que todo esté combinado.
4. Formar en hamburguesas.
5. Freír las hamburguesas u hornearlas en un horno. Una vez hecho, reúnanse en la pita.
6. Para la salsa, bátalo todo junto. Servir con las hamburguesas.

Valores nutricionales por porción: Calorías 200, Grasas 4 g, Carbohidratos 39 g, Proteínas 8 g

Puré de patatas indio

Tiempo de preparación 10 minutos/ Tiempo de cocción 30 minutos/ Sirve 2

Ingredientes:

- 2 libras de papas rojas
- 1 lata de 13 onzas de leche de coco
- 1/3 taza de salsa de tomate
- 2 cucharadas de aceite de oliva
- 1 rodaja de cebolla, picada
- 1 cucharadita de semillas de comino
- 1 cucharadita de semillas de mostaza
- 1 cucharada de polvo de cilantro
- 1 cucharadita de polvo de fenogreco
- 1 cucharadita de polvo de cúrcuma
- Sal al gusto
- Guisantes congelados para adornar

Instrucciones:

1. Pele, corte, hierva y escurra las patatas.
2. Saltee la cebolla con sal.
3. Añade comino, semillas de mostaza, polvo de cilantro y cúrcuma. Mezcla bien y quita del calor.
4. Triture las papas y agrégueles el aceite especiado. Agregue sal al gusto.
5. En una olla pequeña, agregue una lata de leche de coco y 1/3 taza de salsa de tomate. Mezcle 1 cucharadita de cúrcuma, fenogreco y cilantro en polvo. Añadir sal y pimienta al gusto.
6. Vierta la salsa de curry sobre las papas y sirva con guisantes verdes.

Valores nutricionales por porción: Calorías 200, Grasas 4 g, Carbohidratos 39 g, Proteínas 8 g

Garbanzos y espinacas al estilo andaluz

Tiempo de preparación 10 minutos/ Tiempo de cocción 15 minutos/ Sirve 4

Ingredientes:

- 1 ¾ taza de espinacas frescas
- Garbanzos en lata de 14 onzas
- 1 cucharada de semillas de comino
- 1 cucharada de pimentón ahumado
- Una pizca de pimienta de cayena fresca
- 2 rebanadas de pan
- 3 dientes de ajo, cortados en rodajas finas
- 1 cucharada de vinagre de Jerez
- 1 cucharada de sal
- 1 cucharada de pimienta negra molida
- 6 cucharadas de aceite de oliva extra virgen

Instrucciones:

1. Lavar las espinacas y cocinarlas en agua hirviendo durante 3 minutos. Escurra y deje a un lado.
2. En una sartén caliente, calentar el aceite de oliva y freír el ajo hasta que esté marrón y crujiente. Aparta.
3. Usando un mortero y un mortero, muele las semillas de comino, sal, pimienta, cayena, pan y ajo.
4. Añade vinagre de Jerez a la pasta y un poco de agua de los garbanzos enlatados.
5. Usando la misma cacerola, saltee las espinacas antes de agregar el resto de los ingredientes anteriores.
6. Revuelva hasta que se cocine.

Valores nutricionales por porción: Calorías 200, Grasas 4 g, Carbohidratos 39 g, Proteínas 8 g

Gratinado de calabacín

Tiempo de preparación 10 minutos/ Tiempo de cocción 20 minutos/ Sirve 3

Ingredientes:

Gratinado:

- 6 calabacines medianos, cortados en rodajas finas
- 1 taza de agua
- ¾ taza de anacardos crudos
- 2 cucharadas de vinagre de sidra de manzana
- 2 cucharadas de levadura nutricional
- 1 cucharadita de ajo en polvo
- ½ cucharadita de polvo de cebolla
- ¼ cucharadita de pimienta negra
- Sal según sea necesario

Toppings:

- 1 cucharada de semillas de sésamo
- 1 cucharadita de tomillo

Instrucciones:

1. Precalentar el horno a 400F.
2. Mezcla todos los ingredientes, excepto el calabacín y los toppings, hasta que esté suave para formar una masa.
3. En un tazón, cubra las rodajas de calabacín en la masa.
4. Coloca los calabacines en una bandeja de hornear o en una sartén de hierro fundido. Vierta la masa restante sobre los calabacines.
5. Hornea durante 20 minutos en el horno.
6. Añade los ingredientes y sirve.

Valores nutricionales por porción: Calorías 200, Grasas 4 g, Carbohidratos 39 g, Proteínas 8 g

Paté de zanahoria y anacardo

Tiempo de preparación 10 minutos/ Tiempo de cocción 0 minutos/ Sirve 4

Ingredientes:

- 2 tazas de zanahorias, picadas en grandes trozos
- 1 taza de anacardos, remojados en agua durante una hora
- ¼ taza de tahini
- ¼ taza de jugo de limón
- 1 cucharada de jengibre pelado y rallado
- ½ cilantro, tallos y hojas
- ½ cucharadita de sal
- Pan o tostadas

Instrucciones:

1. Coloca las zanahorias en un procesador de alimentos y bátelas hasta que no queden trozos grandes.
2. Escurrir los anacardos y añadirlos al procesador con tahini, jugo de limón, jengibre, cilantro y sal.
3. Procesar hasta que esté completamente liso. Añade sal al gusto.
4. Servir encima del pan o de las tostadas.

Valores nutricionales por porción: Calorías 200, Grasas 4 g, Carbohidratos 39 g, Proteínas 8 g

Bistec de coliflor con puré de guisantes dulces

Tiempo de preparación 10 minutos/ Tiempo de cocción 30 minutos/ Sirve 2

Ingredientes:

Coliflor:

- 2 cabezas de coliflor
- 1 cucharadita de aceite de oliva
- Páprika
- Cilantro
- Pimienta negra

Puré de guisantes:

- 1 bolsa de 10 onzas de guisantes verdes congelados
- 1 cebolla pequeña, picada
- 2 cucharadas de perejil fresco
- ¼ taza de leche de soja no azucarada

Instrucciones:

1. Precalentar el horno a 425F.
2. Quitar el núcleo inferior de la coliflor. Pónganlo en su base, empezando por el medio, córtenlo por la mitad. Luego rebane los filetes de unos ¾ pulgadas de grosor.
3. Coloca los bistecs en la bandeja de hornear.
4. Cubra ligeramente la parte delantera y trasera de cada filete con aceite de oliva.
5. Espolvorear con cilantro, pimentón y pimienta.
6. Hornea durante 30 minutos, volteando una vez.
7. Mientras tanto, cocine al vapor la cebolla y los guisantes picados hasta que estén suaves.
8. Ponga estas verduras en una licuadora con leche y perejil y bátalas hasta que estén suaves.

Valores nutricionales por porción: Calorías 200, Grasas 4 g, Carbohidratos 39 g, Proteínas 8 g

Pasta para codo de taco

Tiempo de preparación 10 minutos/ Tiempo de cocción 0 minutos/ Sirve 2

Ingredientes:

- 1 ½ tazas de pasta seca para el codo
- ½ lata (de 15 onzas) de frijoles negros, escurridos, enjuagados
- 2 tomates, cortados en cubos
- Rodajas de aguacate para servir (opcional)
- 1 ½ tazas de caldo vegetal
- 1 pimiento, cortado en cubos
- 1 cucharadita de condimento para tacos o al gusto
- Agua, según sea necesario

Instrucciones:

1. Añade todos los ingredientes en una olla. Coloca la olla a fuego medio. Añada agua sólo si es necesario. Cocina hasta que la pasta esté al dente.
2. Divídanse en tazones. Coloca las rodajas de aguacate en la parte superior si lo usas y sirve.

Valores nutricionales por porción: Calorías 200, Grasas 4 g, Carbohidratos 39 g, Proteínas 8 g

Lasaña Vegana

Tiempo de preparación 10 minutos/ Tiempo de cocción 60 minutos/ Sirve 4

Ingredientes:

Para la salsa:

- 1 cucharada de aceite vegetal
- 1 ½ cucharadas de ajo picado
- ¾ taza de cebollas picadas
- 2 latas (14,5 onzas cada una) de tomates guisados
- ¼ taza de albahaca fresca
- ¼ taza de perejil fresco
- Pimienta al gusto
- Sal al gusto
- 3 cucharadas de pasta de tomate

Para la lasaña:

- Hojas de lasaña de 8 onzas, cocinadas según las instrucciones del paquete.
- 1 cucharada de ajo picado
- Una libra de tofu firme, desmoronado
- 1 ½ paquetes (10 onzas cada uno) de espinacas congeladas, descongeladas, exprimidas de exceso de humedad
- Pimienta recién molida a gusto
- Sal al gusto
- 2 cucharadas de perejil picado
- 2 cucharadas de albahaca fresca picada
- ½ cucharadita de condimento italiano

Instrucciones:

1. Coloca una sartén a fuego medio. Añade aceite. Cuando se calienta el aceite, se añaden las cebollas y se saltean hasta que estén translúcidas. Agregue el ajo y cocine por otros 3 o 4 minutos.
2. Añade el resto de los ingredientes para la salsa y revuelve. Baja la temperatura y cúbrelo con una tapa. Cocina durante unos 45 minutos. Revuelva de vez en cuando. Apaga la calefacción.

3. Para la lasaña: Al tofu desmenuzado, añada ajo, sal, pimienta y hierbas frescas. Hazlo bien.
4. Para reunirnos: Tome un plato de hornear cuadrado o rectangular de unas 8 pulgadas. Esparce una taza de salsa de ½ en el fondo del plato.
5. Coloca una capa de fideos de lasaña. Esparce 1/3 de la mezcla de tofu sobre ella.
6. La siguiente capa debería ser de espinacas.
7. Esparce 10-12 cucharadas de la salsa.
8. Repita los pasos 5 y 7 dos veces. La capa superior será de salsa.
9. Cubre el plato con papel de aluminio.
10. Hornee en un horno precalentado a 400° F durante 25-30 minutos.

Valores nutricionales por porción: Calorías 511, Grasas 15.8 g, Carbohidratos 69.9 g, Proteínas 32.5 g

Anacardo cremoso Alfredo

Tiempo de preparación 8 minutos/ Tiempo de cocción 20 minutos/ Sirve 3

Ingredientes:

Para el Alfredo vegetariano:

- ½ taza + 2 cucharadas de anacardos crudos, remojados en agua caliente durante 20 minutos, escurridos
- 2 cucharadas de levadura nutricional
- Sal al gusto
- ½ taza de leche de almendras o arroz o más si es necesario
- 1 ½ cucharaditas de almidón de arrurruz
- 1 diente de ajo, aplastado
- 1 cucharada de queso parmesano vegetariano

Para reunirnos:

- 5 onzas de pasta de fettuccini, cocida
- Queso parmesano vegano, rallado
- Tomates asados para servir

Instrucciones:

1. Para hacer la salsa Alfredo vegetariana: Añade el anacardo, el arrurruz, el ajo, la levadura nutritiva, la sal, la leche no láctea y el parmesano en una licuadora y mézclalo hasta que esté suave.
2. Pruebe y ajuste el ajo, la levadura nutricional o el parmesano vegetariano y la sal si es necesario.
3. Viértelo en una cacerola. Coloca la cacerola a fuego medio. Revuelva constantemente hasta que se espese.
4. Añade la pasta y revuelve. Caliente a fondo.
5. Adorne con queso parmesano vegetariano y sirva.
6. Servir con tomates asados.

Valores nutricionales por: Calorías 166, Grasas 12,7 g, Carbohidratos 10,8 g, Proteínas 4,8 g

Pasta de calabacín

Tiempo de preparación 10 minutos/ Tiempo de cocción 3 minutos/ Sirve 2

Ingredientes:

- Calabacines grandes de 1 libra, recortados
- 1 cebolla mediana, picada
- ½ pinta de tomates cherry, cortados por la mitad
- 2 cucharadas de aceite de oliva extra virgen
- La cáscara de un limón, rallada
- ¼ taza de hojas de albahaca, finamente cortadas
- Pimienta recién molida a gusto
- Sal al gusto
- 2 dientes de ajo, picados
- Jugo de un limón
- ½ taza de queso parmesano vegetariano rallado
- Pimienta roja triturada al gusto

Instrucciones:

1. Hacer fideos de calabacín con un espiralizador o un pelador de juliana.
2. Coloca una sartén. Añade aceite. Cuando el aceite se calienta, añade el ajo y la cebolla y saltéalos hasta que estén translúcidos.
3. Añade el calabacín y los tomates y mézclalos bien. Cocina durante 2-3 minutos.
4. Añade parmesano, pimiento rojo y albahaca.
5. Revuelva y sirva.

Valores nutricionales por porción:

Calorías 181, Grasas 13,3 g, Carbohidratos 15,8 g, Proteínas 4,3 g

Fideos Soba de Maní Picante

Tiempo de preparación 7 minutos/ Tiempo de cocción 17 minutos/ Sirve 3

Ingredientes:

- 5 onzas de fideos soba crudos
- ½ cucharada de salsa de soja baja en sodio
- 1 diente de ajo, picado
- 4 cucharaditas de agua
- 1 cabeza pequeña de brócoli, cortada en ramilletes
- ½ taza de zanahoria
- ¼ taza de cebolletas finamente picadas
- 3 cucharadas de mantequilla de maní
- 1 cucharada de miel
- 1 cucharadita de copos de pimienta roja triturados
- 2 cucharaditas de aceite vegetal
- 4 onzas de champiñones de botón, descartar los tallos
- 3 cucharadas de cacahuetes, tostados secos, sin sal.

Instrucciones:

1. Cocina los fideos soba siguiendo las instrucciones del paquete.
2. Añade mantequilla de cacahuete, miel, agua, salsa de soja, ajo y hojuelas de pimiento rojo. Bátalo hasta que esté bien combinado.
3. Coloca una sartén a fuego medio. Añade aceite. Cuando el aceite esté caliente, añade el brócoli y saltéalo unos minutos hasta que esté crujiente y tierno.
4. Añade las setas y saltéalas hasta que estén tiernas. Apaga la calefacción.
5. Añade la mezcla de la salsa y las zanahorias y mézclalo bien.
6. Aplastar los cacahuetes con un rodillo.
7. Divide los fideos en tazones. Vierta la mezcla de la salsa sobre ella. Espolvorea cebolletas y cacahuetes por encima y sirve.

Valores nutricionales por porción: Calorías 280, Grasas 11,3 g, Hidratos de Carbono 39,2 g, Proteínas 11 g

Tacos de frijoles de barbacoa con salsa tropical

Tiempo de preparación 9 minutos/ Tiempo de cocción 20 minutos/ Sirve 3

Ingredientes:

- 2 latas de 15 onzas de frijoles pintos
- 1 cucharada de jarabe de arce
- 2 cucharadas de mostaza de Dijon preparada
- ¾ taza de ketchup
- ½ cucharadita de chile en polvo
- ½ cucharadita de polvo de ajo
- ¾ cucharadita de sal marina, dividida
- Una lata de 20 onzas de trozos de piña, envasados en jugo.
- ¼ taza de cilantro, finamente picado
- ¼ taza de cebolla roja, picada
- 3 rábanos, sin tallo y en rodajas finas
- 1 col verde pequeña, sin corazón y en rodajas finas.
- 1 lima, cortada en trozos
- 4 tortillas de maíz

Instrucciones:

1. Escurrir y enjuagar los frijoles y verterlos en una sartén pesada.
2. Añade el jarabe de arce, la mostaza, el ketchup, el chile en polvo, el ajo en polvo y media cucharadita de sal. Calentar a fuego lento, revolviendo con frecuencia, hasta que la mezcla se calienta y se espesa.
3. Mientras tanto, escurrid y cortad los trozos de piña y ponedlos en un bol.
4. Añade el cilantro, la cebolla y el resto de la sal y revuélvelo todo.
5. Toma una tortilla y coloca un cuarto de la mezcla de frijoles a un lado. Espolvorear con la mezcla de rábano y repollo y cubrir con la mezcla de piña. Adorne las tapas con más cilantro. Servir con gajos de lima.

Valores nutricionales por porción: Calorías 224, Grasas 5g, Carbohidratos 29 g, Proteínas 12 g

Salsa de hongos borgoña sobre polenta

Tiempo de preparación 7 minutos/ Tiempo de cocción 15 minutos/ Sirve 4

Ingredientes:

- 1 cucharada de aceite de oliva
- 1 cebolla roja mediana, picada
- 4 dientes de ajo, picados
- 2 zanahorias grandes, peladas, cortadas por la mitad y en rodajas finas.
- 24 onzas de hongos Cremini, en rodajas
- 1 cucharadita de mostaza seca
- ½ cucharadita de romero seco
- ½ cucharadita de tomillo seco
- ½ cucharadita de sal marina
- ½ cucharadita de pimienta negra molida
- 1½ tazas de vino tinto
- 1 lata de 15 onzas de tomates cortados en dados
- 2 cucharadas de salsa Worcestershire
- 4 cebollas verdes, picadas
- 1 taza de leche no láctea sin endulzar
- ¼ taza de perejil, picado

Instrucciones:

1. En una olla grande a fuego medio, calentar el aceite de oliva y la cebolla. Saltear durante dos o tres minutos.
2. Añadir el ajo, las zanahorias, la mostaza seca, el romero, el tomillo, la sal y la pimienta y saltear hasta que los hongos se doren y pierdan la mayor parte de su líquido.
3. Desglasar con el vino; raspar los trozos marrones del fondo de la sartén.
4. Añade los tomates, la salsa Worcestershire y las cebollas de verdeo. Cocinar para reducir el líquido a la mitad.
5. Prepara un poco de polenta, arroz o quinoa y déjalo a un lado hasta que esté listo para servir.
6. Si usas polenta, agrega suficiente leche no láctea o caldo de vegetales hasta que tenga la consistencia de un puré de papas.

7. Para servir, pon la salsa de champiñones sobre la polenta y espolvorea con el perejil.

Valores nutricionales por porción:

Calorías 243, Grasas 6 g, Carbohidratos 23 g, Proteínas 10 g

Cazuela de arroz integral con zanahoria y espinacas

Tiempo de preparación 7 minutos/ Tiempo de cocción 55 minutos/ Sirve 4

Ingredientes:

- 1 manojo de hojas de espinaca fresca, picadas
- 2 cucharadas de caldo vegetal
- 3 tazas de zanahorias ralladas
- 1 cebolla grande, picada
- 1 cucharadita de sal marina
- ½ cucharadita de tomillo seco
- 1½ cucharaditas de polvo de ajo
- ¼ taza de mantequilla de maní suave
- 3 tazas de agua o caldo vegetal
- 3 tazas de arroz integral cocido
- 1 cucharada de salsa de soja
- ¾ taza de migajas de cereales integrales

Instrucciones:

1. Cubra el interior de una cacerola de dos cuartos de galón con un spray antiadherente y precaliente el horno a 350 grados Fahrenheit.
2. Esparce las espinacas en el fondo de la cacerola.
3. Calentar una olla grande a fuego medio-alto y añadir las dos cucharadas de caldo de verduras. Esto evitará que todo se pegue a la sartén.
4. Añade las cebollas y las zanahorias y saltéalas durante cinco minutos.
5. Añade la sal, el tomillo y el ajo en polvo y remueve.
6. Añade la mantequilla de cacahuete y agua o caldo vegetal y bátelo hasta que esté suave.
7. Añade la salsa de soja junto con las migas de pan y revuelve bien.
8. Vierta esto sobre las espinacas y cúbralas con una tapa o papel de aluminio.
9. Hornear durante 45 minutos y sacar del horno. Deje enfriar durante 10 minutos, retire la tapa y sirva.

Valores nutricionales por porción: Calorías 241, Grasas 11 g, Carbohidratos 20 g, Proteínas 16 g

Pimientos rellenos de verdura con anacardo

Tiempo de preparación 10 minutos/ Tiempo de cocción 60 minutos/ Sirve 5

Ingredientes:

- 1 cucharada de aceite de oliva
- 2 dientes de ajo, picados
- 1 cebolla mediana, picada
- 8 onzas de hongos, en rodajas
- 2 a 3 hojas grandes de acelgas, picadas gruesas
- 1 lata de 15 onzas de frijoles, enjuagada y drenada
- 8 tomates secados al sol, empapados
- 1 a 2 tazas de salsa de tomate
- 1½ tazas de arroz integral o quinua cocidos
- 3 pimientos rojos grandes, cortados por la mitad a lo largo.
- 1/3 taza de anacardos crudos, finamente picados

Instrucciones:

1. Precaliente el horno a 375 grados, Fahrenheit.
2. Poner el aceite de oliva en una sartén caliente y añadir el ajo, salteándolo durante dos minutos.
3. Añade las cebollas y los champiñones y saltéalos hasta que la cebolla esté blanda.
4. Añade la acelga y los frijoles y cocínalos hasta que la acelga se marchite.
5. Añade los tomates secos escurridos y picados, la salsa de tomate y el arroz o la quinoa cocidos. Revuelva para combinar todo.
6. Llene los vasos de pimienta con la mezcla y colóquelos en un recipiente para hornear que haya sido rociado con un aerosol antiadherente. Cúbrelo con papel de aluminio.
7. Hornear durante 40 minutos, sacar del horno y espolvorear anacardos por encima. Hornea durante otros 10 minutos.
8. Enfriar durante 10 minutos antes de servir.

Valores nutricionales por porción: Calorías 321, Grasas 7 g, Carbohidratos 22 g, Proteínas 15 g

Curry de coco con coliflor y tomate

Tiempo de preparación 10 minutos/ Tiempo de cocción 30 minutos/ Sirve 6

Ingredientes:

- Arroz integral cocido para servir
- 2 cucharadas de aceite de oliva
- 1 cebolla, picada
- 1 libra (unas 4 tazas) de batata, sin pelar, pero picada.
- 1 cabeza de coliflor (unas 4 tazas), picada
- 1 cucharadita de sal kosher, dividida
- 1 cucharada de garam masala
- 1 cucharadita de comino
- ¼ cucharadita de pimienta de cayena
- 2 cucharadas de polvo de curry
- 1 frasco de 23 onzas de tomates San Marzano cortados en dados.
- Una lata de 15 onzas de leche de coco entera.
- Una lata de 15 onzas de garbanzos, enjuagada y escurrida
- 4 tazas de hojas de espinaca fresca
- Cilantro para adornar

Instrucciones:

1. Calienta el aceite en una olla grande a fuego medio.
2. Saltee las cebollas durante unos tres minutos, luego agregue la batata y saltee otros 3 minutos.
3. Añade la coliflor y media cucharadita de sal y saltéala durante cinco minutos.
4. Añade el garam marsala, el comino, la pimienta de cayena y el polvo de curry; revuelve para mezclar bien.
5. Vierta los tomates ciruela, incluyendo su jugo y la leche de coco; llévelos a ebullición.
6. Reduzca el calor y cocine a fuego lento, cubierto, durante unos 10 minutos. La coliflor debe ser suave.
7. Añade los garbanzos y las hojas de espinaca, junto con el resto de la sal; revuelve hasta que las espinacas se marchiten y los garbanzos se calienten por completo.
8. Servir sobre arroz integral y adornar con cilantro.

Valores nutricionales por porción: Calorías 315, Grasas 9g, Hidratos de Carbono 32 g, Proteínas 11g

Camotes rellenos al estilo griego

Tiempo de preparación 10 minutos/ Tiempo de cocción 30 minutos/ Sirve 4

Ingredientes:

- 4 patatas dulces
- ½ cebolla roja, picada
- 1 pepino, pelado y picado
- 2 tomates grandes, picados
- 1 frasco pequeño de aceitunas Kalamata, picadas
- 3 cucharadas de menta fresca, picada
- 1 lima, en su jugo.
- 1 diente de ajo, procesado en una pasta
- 2 cucharadas de jugo de limón
- 1/3 taza de salsa Tahini
- ¼ cucharadita de sal
- 2 a 6 cucharadas de agua tibia
- 1 lata de 15 onzas de garbanzos, escurridos y enjuagados

Instrucciones:

1. Precaliente el horno a 375 grados, Fahrenheit.
2. Cortar las batatas limpias por la mitad a lo largo y colocarlas, con el lado cortado hacia abajo, en una bandeja para hornear engrasada. Hornea de 20 a 30 minutos, hasta que esté tierno al pincharlo con un tenedor. Sacar del horno para enfriar.
3. En un tazón, combine las cebollas, el pepino, los tomates, las aceitunas, la menta y el jugo de limón. Mezcla bien y deja el tazón a un lado.
4. En otro tazón, combine el ajo, el jugo de limón, la salsa Tahini y la sal. Empieza a añadir el agua con dos cucharadas y mira si se convierte en la consistencia adecuada. Si está espeso y pastoso, añada más agua hasta seis cucharadas. Deje la mezcla a un lado.
5. Para ensamblar, coloque dos mitades de patatas en un plato con el lado derecho hacia arriba y aplástelas con un tenedor ligeramente. Coloca la mezcla de cebolla, pepino, tomate y aceituna encima. Espolvorear con garbanzos y terminar con la mezcla de Tahini encima y servir.

Valores nutricionales por porción: Calorías 200, Grasas 4 g, Carbohidratos 39 g, Proteínas 8 g

Imitación de pasteles de cangrejo con tofu

Tiempo de preparación 8 minutos/ Tiempo de cocción 20 minutos/ Sirve 4

Ingredientes:

- 2 cucharadas de linaza molida
- 4 cucharadas de agua
- 1 bloque de tofu
- ½ taza de pimiento rojo, cortado en cubos
- ½ taza de pimiento amarillo, cortado en cubos
- ¾ taza de cebolla roja, picada
- 1½ tazas de apio picado
- ¼ taza de perejil de hoja plana, picado
- 1 cucharada de alcaparras, drenadas
- ½ cucharadita de salsa Worcestershire
- ¼ cucharadita de salsa picante
- 1½ cucharaditas de condimento Old Bay
- ¼ taza de caldo vegetal
- sal y pimienta al gusto
- 1 cucharada de jugo de limón
- ½ cucharada de cáscara de limón
- ½ taza de migas de pan de trigo seco
- 2 cucharadas de mostaza de Dijon
- Salsa de mango, para el acompañamiento

Instrucciones:

1. Combine la linaza y el agua y déjela en remojo hasta que esté lista para su uso.
2. Cortar el bloque de tofu por la mitad a lo largo, presionando cada mitad entre toallas de papel y envolviéndolo en papel de periódico para hacerlo lo más seco posible. Ponga algo pesado encima y déjelo reposar durante 20 minutos.
3. Poner el pimiento rojo y amarillo, la cebolla, el apio, el perejil, las alcaparras, la salsa Worcestershire, la salsa picante, el condimento Old Bay, el caldo de verduras, la sal y la pimienta en una olla grande a fuego medio-bajo. Cocina durante 15 minutos o hasta que todo esté blando. Enfriar a temperatura ambiente.
4. Ponga el tofu en un gran tazón y tritúrelo en pequeños pedazos...

5. Añade el jugo de limón, la cáscara de limón, el pan rallado, la mostaza y la linaza, incluyendo el agua. Mezcla bien.
6. Añade la mezcla de verduras y mézclala bien.
7. Cubre el tazón y déjalo reposar en el refrigerador por 30 minutos.
8. Precaliente el horno a 375 grados Fahrenheit y cubra una hoja de hornear con papel pergamino.
9. Sacar la mezcla del refrigerador y darle forma de bolas, colocarlas en el papel pergamino y presionar para aplastarlas.
10. Hornear durante cinco minutos por cada lado y servir con salsa de mango.

Valores nutricionales por porción: Calorías 278, Grasas 8 g, Carbohidratos 26 g, Proteínas 12 g

Pan de lentejas y champiñones (Pan de carne falso)

Tiempo de preparación 10 minutos/ Tiempo de cocción 60 minutos/ Sirve 8

Ingredientes:

- 2 dientes de ajo, finamente picados
- 1 cebolla pequeña, picada
- 3 tazas de hongos, finamente picados
- 1 taza de lentejas verdes, ya cocidas
- 1 taza de lentejas rojas, ya cocidas
- ½ taza de avena enrollada a la antigua
- ¼ taza de linaza molida
- 1 cucharada de Tamari o salsa de soja
- 2 cucharadas de tomillo seco
- ½ cucharadita de sal
- ¼ cucharadita de pimienta
- 2 cucharadas a ½ taza de agua

Instrucciones:

1. Precaliente el horno a 370 grados, Fahrenheit.
2. Ponga el ajo, la cebolla y los champiñones en un gran tazón para mezclar.
3. Añade las lentejas verdes y rojas, la avena, la linaza, el tamari, el tomillo, la sal y la pimienta, y mézclalo bien con las manos. La mezcla puede ser un poco desmenuzable.
4. Añade agua, poco a poco y hasta media taza según sea necesario hasta que la mezcla empiece a unirse como un pastel de carne normal. Añade dos cucharadas primero, y luego añade incrementos de dos cucharadas hasta que el pan tenga la textura adecuada.
5. Coloca una tira de papel pergamino en el fondo de la sartén que se extienda hacia arriba por ambos lados y fuera de la sartén por los lados pequeños. Esto crea un cabestrillo que se puede agarrar para sacar el pan después de que se cocine.
6. Ponga la mezcla del pan en el molde y hornee durante 50 o 60 minutos.
7. Sacar del horno y enfriar durante 15 minutos. Levante el pan de la sartén y póngalo en una tabla de cortar para cortarlo. Sirva mientras esté caliente.

Valores nutricionales por porción: Calorías 324, Grasas 12g,
Carbohidratos 32 g, Proteínas 11g

Nuggets de pollo sin carne

Tiempo de preparación 10 minutos/ Tiempo de cocción 30 minutos/ Sirve 8

Ingredientes:

- 1 lata de 15,5 onzas de garbanzos, enjuagada y escurrida
- ½ cucharadita de polvo de ajo
- 1 cucharadita de cebolla granulada
- 1 cucharada de levadura nutricional
- 1 cucharada de pan rallado de trigo integral
- ½ taza panko pan rallado

Instrucciones:

1. Precaliente el horno a 350 grados Fahrenheit y cubra una bandeja de horno con borde con papel pergamino.
2. Ponga los garbanzos escurridos en un procesador de alimentos y pulse cuatro o cinco veces.
3. Añade el ajo en polvo, la cebolla granulada, la levadura nutritiva y la cucharada de migas de pan integral al procesador y procesa hasta obtener una mezcla granulada y con trozos que se peguen.
4. Sacar por cucharadas y formar bolas.
5. Enrolla las bolas en las migas de panko y colócalas en la bandeja de hornear, aplanando cada bola para que se parezca más a un nugget de pollo. Asegúrate de separarlos para que no se toquen entre sí.
6. Hornea durante 20 minutos, saca del horno y da la vuelta a cada pepita con unas pinzas. Vuelva al horno por 10 minutos más.
7. Enfriar durante unos minutos y luego servir con miel, salsa barbacoa o salsa Ranch dipping.

Valores nutricionales por porción: Calorías 365, Grasas 8g, Hidratos de Carbono 21g, Proteínas 16g

Portobello Boloñesa con fideos de calabacín

Tiempo de preparación 6 minutos/ Tiempo de cocción 25 minutos/ Sirve 4

Ingredientes:

- 3 cucharadas de aceite de oliva, divididas
- ½ taza de cebolla picada
- 3 dientes de ajo, picados
- ½ taza de zanahoria, pelada y picada
- ½ taza de apio, picado
- 6 sombreros de hongos portobello, sin tallos y finamente picados
- ½ cucharadita de sal Kosher
- ½ cucharadita de pimienta molida
- 1 cucharada de pasta de tomate
- 1 lata de 28 onzas de tomates ciruela triturados
- ¼ cucharadita de hojuelas de pimiento rojo, trituradas
- ½ taza de hojas de albahaca fresca, finamente picadas
- 2 cucharaditas de orégano seco
- 4 calabacines medianos

Instrucciones:

1. Calentar dos cucharadas de aceite de oliva en una sartén grande a fuego medio-alto.
2. Añade la cebolla, el ajo, la zanahoria y el apio; saltéalos durante unos cinco minutos o hasta que la cebolla se vuelva translúcida.
3. Añade las setas y saltéalas durante otros seis o siete minutos, hasta que las setas se encogen y pierden su líquido. Revuelva constantemente para que no se quemen, sino que adquieran un tono dorado.
4. Añada la pasta de tomate y cocine, revolviendo con frecuencia, durante unos dos minutos.
5. Vierta los tomates triturados, las escamas de pimiento rojo, la albahaca y el orégano. Reduzca el fuego a fuego lento, cocinando muy bajo hasta que la salsa se espese.
6. Mientras la olla hierve a fuego lento, crea los fideos de calabacín y ponlos en agua fría hasta que estén hechos. Escurra los fideos y utilice pinzas para colocarlos en una sartén con un poco de agua en el fondo. Mezcle y añada un poco de sal y pimienta.

Sólo tardarán unos minutos en ablandarse y calentarse a fuego medio.

7. Divide los fideos en cuatro tazones y sírvelos con la salsa encima; añade una hoja de albahaca encima como guarnición.

Valores nutricionales por porción: Calorías 352, Grasas 5g, Carbohidratos 23g, Proteínas 12g

Quesadilla con judías negras y batata

Tiempo de preparación 10 minutos/ Tiempo de cocción 30 minutos/ Sirve 2

Ingredientes:

- 1 camote mediano, pelado y cortado en cubos
- 3 cucharaditas de condimento para tacos
- 4 tortillas de trigo integral
- ½ de una lata de 15 onzas de judías negras, escurridas y enjuagadas
- Salsa para servir

Instrucciones:

1. Ponga una gran olla de agua a hervir y eche la batata.
2. Hervir de 10 a 20 minutos o hasta que esté suave.
3. Escurre la batata y ponla en un tazón.
4. Añade el condimento para tacos y mézclalo bien.
5. Para armar la quesadilla, unte la mezcla de batata en la tortilla.
6. Añade las judías negras y presiónalas sobre la mezcla de patatas.
7. Cúbrelo con otra tortilla.
8. Calienta una sartén antiadherente a fuego medio-alto y pon la tortilla en ella. Tostar por ambos lados y servir inmediatamente.

Valores nutricionales por porción: Calorías 412, Grasas 13g, Carbohidratos 27 g, Proteínas 22g

Calabaza de bellota rellena de quinua

Tiempo de preparación 10 minutos/ Tiempo de cocción 80 minutos/ Sirve 4

Ingredientes:

- ½ taza de quinoa, cocinada según las instrucciones del paquete
- 2 calabazas de bellota
- 1/8 de taza de agua
- 1 cebolla grande, picada
- 1/8 de cucharadita de clavos molidos
- 1/8 de cucharadita de cardamomo molido
- ½ cucharadita de jengibre molido
- 1 cucharadita de canela molida
- ½ taza de pasas de uva
- 1/3 taza de nueces o pacanas, picadas
- ½ cucharadita de sal marina
- ¼ cucharadita de pimienta negra molida

Instrucciones:

1. Precalentar el horno a 350 grados, Fahrenheit y pre-cocinar la quinoa. Déjelo a un lado hasta que esté listo para su uso.
2. Golpea la calabaza con un tenedor o un cuchillo para dejar salir el vapor (y para evitar una explosión de la calabaza). Colóquelo en un plato seguro para microondas y cocínelo en el microondas a alta potencia durante tres o cuatro minutos. Esto ablandará la calabaza antes de que la cortes.
3. Deja que la calabaza se enfríe durante cinco minutos y luego córtala por la mitad. Retire cuidadosamente las semillas ya que aún estarán calientes. Coloca las mitades, cortadas de lado, en una bandeja de hornear forrada de pergamino. Hornea durante 30 o 40 minutos, hasta que la calabaza esté blanda.
4. Mientras se cocina la calabaza, vierta el agua en una sartén a fuego medio-alto y saltee la cebolla.
5. Reduzca el fuego a bajo y añada los clavos, el cardamomo, el jengibre y la canela, revolviendo para mezclar. Apaga el fuego y deja la mezcla a un lado hasta que la calabaza termine de cocinarse.

6. Una vez que la calabaza esté blanda por dentro, sáquela del horno, pero no apague la calefacción. Tan pronto como pueda ser manejado, saque cuidadosamente la carne de calabaza de la cáscara sin dañar la piel. Triturar la carne de calabaza.
7. Añade la carne de calabaza a la mezcla de especias de la cebolla en la sartén y vuelve a encender el fuego a fuego medio-alto, revolviendo para mezclar.
8. Añade las pasas y las nueces y revuelve mientras se calienta. Sazonar con sal y pimienta.
9. Apague el fuego y empaque las cáscaras con la mezcla en la cacerola. Ponga las cáscaras de calabaza de nuevo en la bandeja de hornear, cubra todo con papel de aluminio y hornee durante otros 20 minutos antes de servir.

Valores nutricionales por porción: Calorías 432, Grasas 11 g, Carbohidratos 32 g, Proteínas 16 g

Cazuela de maíz y espinacas picantes

Tiempo de preparación 12 minutos/ Tiempo de cocción 80 minutos/ Sirve 6

Ingredientes:

- 1½ tazas de agua
- ¾ taza de leche de soja sin endulzar, dividida
- 1¼ tazas de harina de maíz
- 1 bloque de tofu de 14 onzas, drenado y enjuagado
- 3 dientes de ajo, picados
- 1 paquete de 10 onzas de maíz congelado, descongelado, dividido
- 2 latas de 4,5 onzas de chiles suaves, cortados en dados
- 1 paquete de 10 onzas de espinacas congeladas, descongeladas, con el líquido exprimido
- 1 cucharadita de polvo de hornear
- ½ cucharadita de pimienta de cayena
- ½ cucharadita de comino
- ½ cucharadita de sal
- ½ cucharadita de pimienta
- La salsa como acompañamiento

Instrucciones:

1. Precaliente el horno a 450 grados, Fahrenheit.
2. Calentar el agua y media taza de leche de soja en una cacerola mediana, llevándola casi hasta el punto de ebullición. Apaga el quemador y lentamente bate la harina de maíz, dejando que se espese. Rasca en un bol y déjalo a un lado hasta que esté listo para su uso.
3. Envuelva el tofu en una toalla de papel y presione para extraer la mayor parte del líquido. Esto puede requerir repetirlo varias veces, con toallas de papel frescas.
4. Cuando el tofu esté lo más seco posible, colóquelo en un procesador de alimentos, junto con el ajo, una taza de maíz y el resto de la leche de soja. Procese hasta que esté suave, luego viértalo en el tazón con la harina de maíz, doblándolo para que se combine bien.
5. En el mismo tazón, agregue el resto del maíz, los chiles, las espinacas, el polvo de hornear, la pimienta de cayena, el comino,

la sal y la pimienta. La mezcla será espesa, pero necesita ser bien combinada. Usa tus músculos.

6. Vierte la mezcla en una bandeja de hornear engrasada y hornea de 60 a 70 minutos. Los bordes deben ser crujientes y el centro debe moverse un poco.

7. Deje la cazuela en reposo durante 20 minutos antes de servir con la salsa.

Valores nutricionales por porción: Calorías 432, Grasas 9 g, Carbohidratos 24 g, Proteínas 29 g

Capítulo 9

Recetas de postres y bocadillos

Mango y Papaya After-Chop

Tiempo de preparación 25 minutos/ Tiempo de cocción 0 minutos/ Sirve 1

Ingredientes:

- ¼ de papaya, picada
- 1 mango, picado
- 1 cucharada de leche de coco
- ½ cucharadita de jarabe de arce
- 1 cucharada de cacahuetes, picados

Instrucciones:

1. Corta la papaya. Saca las semillas, córtalas.
2. Pela el mango. Corta la fruta del hueso, córtate.
3. Ponga la fruta en un tazón. Añade los ingredientes restantes. Revuelva para cubrir.

Valores nutricionales por porción: Calorías 100, Grasas 1 g, Carbohidratos 25 g, Proteínas 1 g

Peras Bosc salteadas con nueces

Tiempo de preparación 15 minutos/ Tiempo de cocción 16 minutos/ Sirve 6

Ingredientes:

- 2 cucharadas de mantequilla salada
- ¼ cucharadita de canela
- ¼ cucharadita de nuez moscada, molida
- 6 peras Bosc, peladas, cortadas en cuartos
- 1 cucharada de jugo de limón
- ½ taza de nueces, picadas, tostadas

Instrucciones:

1. Derretir la mantequilla en una sartén, añadir las especias y cocinar durante 30 segundos.
2. Añade las peras y cocínalas durante 15 minutos. Añade el jugo de limón.
3. Servir cubierto con nueces.

Valores nutricionales por porción: Calorías 220, Grasas 10 g, Hidratos de Carbono 31 g, Proteínas 2 g

Pudín de arroz integral

Tiempo de preparación 5 minutos/ Tiempo de cocción 1 hora 30 minutos/ Sirve 6

Ingredientes:

- 2 tazas de arroz integral, cocido
- 3 tazas de leche de coco light
- 3 huevos
- 1 taza de azúcar moreno
- 1 cucharadita de vainilla
- ½ cucharadita de sal
- ½ cucharadita de canela
- ¼ cucharadita de nuez moscada

Instrucciones:

1. Mezcla bien todos los ingredientes. Ponga la mezcla en una cacerola de 2 cuartos de galón.
2. Hornea a 300°F durante 90 minutos.
3. Sirve.

Valores nutricionales por porción: Calorías 330, Grasas 10 g, Carbohidratos 52 g, Proteínas 5 g

Ensalada de taco a base de plantas

Tiempo de preparación 7 minutos/ Tiempo de cocción 30 minutos/ Sirve 3

Ingredientes:

- 1 lata de 15 onzas de garbanzos, enjuagados, escurridos y bien secados en una toalla de papel
- 2 cucharaditas de comino, divididas
- 2 cucharaditas de chile en polvo, divididas
- ½ cucharadita de sal marina, dividida
- ¼ cucharadita de canela molida
- 1 lata de 15 onzas de frijoles negros, enjuagados y drenados
- ½ cucharadita de polvo de ajo
- ½ cucharadita de pimentón
- ½ cucharadita de cayena
- ¼ taza de agua
- 1 cabeza de lechuga romana, picada
- 1 pimiento rojo, cortado en cubos
- 1 tomate, picado
- 1 taza de granos de maíz congelados, descongelados, escurridos y secados.
- 1 aguacate, cortado en cubos
- Vestido ranchero cremoso

Instrucciones:

1. Precaliente el horno a 400 grados Fahrenheit y prepare una hoja de hornear cubierta con papel pergamino.
2. En un bol, espolvorea los garbanzos escurridos con una cucharadita de comino, una cucharadita de chile en polvo, un cuarto de cucharadita de sal marina y la canela. Lánzalo al abrigo.
3. Vierta esta mezcla en la bandeja de hornear preparada, extendiendo los garbanzos en una sola capa. Hornea durante 10 minutos. Agita la sartén para dar la vuelta a los garbanzos y hornea durante otros 10 minutos. Sáquelo del horno y déjelo enfriar.
4. Mezclar las judías negras con el resto del polvo de ajo y la sal, el pimentón y la pimienta de cayena; verter en una sartén a fuego

medio. Añade el agua y revuelve, cocinando de cinco a seis minutos, hasta que se caliente. Ponga la sartén a un lado.

5. En un gran tazón, arroja la lechuga, el pimiento, los tomates, el maíz y el aguacate.

6. Coloca la lechuga en cuatro tazones separados. Ponga la mezcla caliente de frijoles negros encima y espolvoree los garbanzos.

7. Llovizna encima tanto aderezo como quieras y mézclalo.

Valores nutricionales por porción: Calorías 322, Grasas 7 g, Carbohidratos 30 g, Proteínas 21 g

Cuadrados de energía bruta

Tiempo de preparación 30 minutos/ Tiempo de cocción 0 minutos/ Sirve 6

Ingredientes:

- 2 tazas de dátiles Medjool, picados y deshuesados
- 2 tazas de anacardos
- ½ taza de almendras
- ¾ taza de polvo, cacao
- Sal marina, a gusto
- 2 cucharadas de extracto de vainilla
- 3 cucharadas de agua fría

Instrucciones:

1. Mezcla los primeros cinco ingredientes en un procesador de alimentos.
2. Añade la vainilla y el agua, da un pulso rápido.
3. Ponga la masa en una sartén, haciendo una capa uniforme.
4. Cortar en cuadrados y servir.

Valores nutricionales por porción: Calorías 330, Grasas 10 g, Carbohidratos 52 g, Proteínas 5 g

Nuez de Castilla y León

Tiempo de preparación 15 minutos/ Tiempo de cocción 15 minutos/ Sirve 12

Ingredientes:

- 2 cucharadas de azúcar moreno
- ½ cucharadita de pimentón dulce
- ½ cucharadita de chile en polvo
- ½ taza de mantequilla, derretida
- 4 tazas de nueces

Instrucciones:

1. Precalentar el horno a 350°F.
2. Mezcla los primeros cinco ingredientes.
3. Vierta la mantequilla y mezcle. Añade las nueces y tíralas a la capa.
4. Esparce las nueces sazonadas en una bandeja para hornear. Asado durante 15 minutos.

Valores nutricionales por porción: Calorías 232, Grasas 24 g, Carbohidratos 6 g, Proteínas 2 g

Dátiles Porcupines

Tiempo de preparación 20 minutos/ Tiempo de cocción 15 minutos/ Sirve 18

Ingredientes:

- 2 huevos
- 1 cucharada de aceite de oliva extra virgen
- 1 cucharadita de vainilla
- 1 taza de dátiles Medjool, deshuesados, picados
- 1 taza de nueces, picadas
- ¾ taza de harina
- 1 taza de coco, rallado
- ½ cucharadita de sal

Instrucciones:

1. Precalentar el horno a 350°F.
2. Batir los huevos, añadiendo el aceite y la vainilla. Dobla los dátiles y las nueces. Añade la harina y la sal a la mezcla, y mézclala bien.
3. Formar la mezcla en pequeñas bolas y enrollarlas en el coco. Hornea durante 15 minutos.
4. Sírvelo frío.

Valores nutricionales por porción:

Calorías 114, Grasas 1 g, Carbohidratos 8 g, Proteínas 1 g

Chia de frambuesa y pudín de frambuesa

Tiempo de preparación 1 hora / Tiempo de cocción 15 minutos / Sirve 2

Ingredientes:

- ¼ semillas de chia de taza
- ½ taza de frambuesas
- ½ taza de leche de coco
- ¼ taza de leche de almendras
- 1 cucharada de polvo de cacao
- 1 cucharada de stevia

Instrucciones:

1. Combina todos los ingredientes excepto las frambuesas en un frasco.
2. Deje que se siente durante 2-3 minutos y pase a los vasos de chupito.
3. Refrigerar una hora, o toda la noche para servir el desayuno.
4. Servir con frambuesas frescas.

Valores nutricionales por porción: Calorías 240, Grasas 19 g, Carbohidratos 5 g, Proteínas 5 g

Panecillos de plátano

Tiempo de preparación 15 minutos/ Tiempo de cocción 15 minutos/ Sirve 18

Ingredientes:

- 3 bananas
- 2 huevos
- 2 tazas de harina de trigo integral para repostería
- 1/3 de taza de azúcar
- 1 cucharadita de sal
- 1 cucharadita de bicarbonato de sodio
- ½ taza de nueces, picadas

Instrucciones:

1. Precalentar el horno a 350°F.
2. Grasa y harina 10 tazas de un molde para panecillos.
3. Mezcla los plátanos y los huevos. Añade los ingredientes secos cernidos.
4. Añade nueces. Mezcla bien.
5. Cuchara en latas de panecillos. Hornea durante 20 minutos.

Valores nutricionales por porción: Calorías 108, Grasas 1 g, Carbohidratos 8 g, Proteínas 1 g

Mousse de chocolate a base de aguacate

Tiempo de preparación 7 minutos/ Tiempo de cocción 0 minutos/ Sirve 3

Ingredientes:

- 4 aguacates maduros
- 1 taza de jarabe de agave, dividida
- 1 taza de cacao, dividida
- ¼ cucharadita de sal
- ¼ cucharadita de extracto de vainilla

Instrucciones:

1. Prepara los aguacates y coloca la carne en un procesador de alimentos. Procesa hasta que esté suave.
2. Añade la mitad del jarabe de agave, la mitad del cacao, la sal y la vainilla; procesa hasta que esté suave.
3. Pruebe a ver si necesita más jarabe de agave o cacao y añada lo que le falte.
4. Refrigerar durante al menos dos horas, o toda la noche, antes de servir.

Valores nutricionales por porción: Calorías 354, Grasas 6 g, Carbohidratos 11 g, Proteínas 10 g

Pastel cremoso de plátano

Tiempo de preparación 10 minutos/ Tiempo de cocción 0 minutos/ Sirve 4

Ingredientes:

- 2 grandes dátiles picados
- 1 corteza de pastel prehecha, enfriada
- 2 plátanos muy maduros, pelados y cortados en rodajas, más uno un poco menos maduro para adornar.
- 1 cucharada de azúcar de coco
- 1 lata de leche de coco
- ½ cucharadita de vainilla
- 1 pizca de sal

Instrucciones:

1. Ponga en remojo los dátiles durante una hora, luego escúrralos y séquelos.
2. Coloca los dátiles y las rodajas de plátano en un procesador de alimentos y pulsa para romperlos.
3. Añade el azúcar de coco, la leche de coco, la vainilla y la sal y procesa hasta que esté suave y cremoso.
4. Vierta el relleno en una corteza de pastel enfriada. Debe estar frío, o hará que la corteza se empape.
5. Cúbrelo con un plástico y ponlo en el congelador durante al menos dos horas.
6. Sáquelo del congelador y déjelo descongelar un poco. Corta el plátano restante y colócalo encima. Servir mientras aún está parcialmente congelado.

Valores nutricionales por porción:

Calorías 131, Grasas 3 g, Carbohidratos 15 g, Proteínas 5 g

Helado de plátano y mango

Tiempo de preparación 30 minutos/ Tiempo de cocción 0 minutos/ Sirve 2

Ingredientes:

- 1 plátano, pelado y cortado en rodajas
- 2 mangos maduros sin piel y con la carne cortada en cubos.
- 3 cucharadas de leche de almendras o anacardo, refrigerada

Instrucciones:

1. Ponga las rebanadas de plátano y mango en una hoja para hornear forrada con papel de pergamino y colóquelas en el congelador.
2. Una vez que se congelan sólidos, se retira la fruta y se coloca en el procesador de alimentos.
3. Añade la leche fría y procesa hasta que esté suave, unos tres o cuatro minutos.
4. Pruebe y añada edulcorante según sea necesario.
5. Sirva inmediatamente.

Valores nutricionales por porción: Calorías 112, Grasas 5 g, Carbohidratos 7 g, Proteínas 8 g

Ensalada de vegetales picados

Tiempo de preparación 10 minutos/ Tiempo de cocción 0 minutos/ Sirve 3

Ingredientes:

- 1 cabeza grande de lechuga romana, lavada y picada
- 2 tazas de rúcula para bebés, picada
- 1 calabacín mediano, con los extremos cortados en rebanadas
- 1 lata de 14 onzas de corazones de alcachofa, escurridos, secados y picados
- 1 lata de 14 onzas de garbanzos, enjuagada, escurrida y secada
- 2 zanahorias medianas, peladas, cortadas en cuartos a lo largo y en rodajas finas.
- ¾ taza de tomates, en cubitos
- sal y pimienta al gusto
- 4 cucharadas de semillas de girasol sin cáscara

Instrucciones:

1. Coloca la lechuga picada en una gran ensaladera, añade la rúcula y mézclala.
2. Añade el calabacín, los corazones de alcachofa, los garbanzos, las zanahorias y los tomates, y mézclalo todo.
3. Añade sal y pimienta a tu gusto y espolvorea la parte superior con semillas de girasol.
4. Servir con aderezo ranchero cremoso

Valores nutricionales por porción: Calorías 154, Grasas 3 g, Carbohidratos 11 g, Proteínas 3 g

Capítulo 10

Batidos a base de plantas

Increíble batido de arándanos

Tiempo de preparación: 5 minutos/ 2 porciones

Ingredientes:

- ½ aguacate
- 1 taza de arándanos congelados
- 1 taza de espinacas crudas
- Pellizco, sal marina
- 1 taza, de soja
- 1 plátano congelado

Instrucciones:

1. Mezclar todo en una potente licuadora hasta obtener un batido suave y cremoso.
2. ¡Disfruta de tu saludable batido y empieza tu mañana con una nota fresca!

Valor nutritivo por porción:

Calorías: 220, Grasas 9 g, Hidratos de Carbono 32 g, Proteínas 5 g

Batido verde

Tiempo de preparación 5 minutos/ Sirve 1

Ingredientes:

- 2 cucharadas de mantequilla de anacardo natural
- 1 plátano maduro congelado
- 2/3 taza de coco sin azúcar
- Un gran puñado de coles

Instrucciones:

1. Ponga todo dentro de una poderosa licuadora.
2. Mezcla hasta que tengas un batido suave y cremoso.
3. Disfruta de tu batido verde especial.

Valor nutritivo por porción:

Calorías: 390, Grasas 19 g, Carbohidratos 42 g, Proteínas 15 g

Batido de chocolate cremoso

Tiempo de preparación: 10 minutos/ 2 porciones

Ingredientes:

- 2 plátanos maduros congelados, picados
- 1/3 taza de fresas congeladas
- 2 cucharadas de polvo de cacao
- 2 cucharadas de mantequilla de almendra salada
- 2 tazas de leche de vainilla y almendra sin azúcar.
- 1 pizca de néctar de Stevia o de agave
- 1/3 de taza de hielo

Instrucciones:

1. Añade todos los ingredientes en una licuadora y mézclalos hasta que estén suaves.
2. Sacar y servir.

Valor nutritivo por porción:

Calorías 312, Carbohidratos 48 g, Grasas 14 g, Proteínas 6.2 g

Licuado de col rizada escondido

Tiempo de preparación: 5 minutos/ 2 porciones

Ingredientes:

- 1 plátano mediano maduro, pelado y cortado en rebanadas
- ½ taza de bayas mixtas congeladas
- 1 cucharada de semillas de cáñamo descascaradas
- 2 tazas de col fresca o congelada
- 2/3 taza de jugo de granada 100%.
- 2¼ tazas de agua filtrada

Instrucciones:

1. Añade todos los ingredientes en una licuadora y mézclalos hasta que estén suaves.
2. Sacar y servir.

Valor nutritivo por porción:

Calorías 178, Carbohidratos 37.8 g, Grasas 1.8 g, Proteínas 4.1 g

Batido de proteína de arándano

Tiempo de preparación 5 minutos/ Sirve 1

Ingredientes:

- ½ taza de requesón
- 3 cucharadas de polvo de proteína de vainilla
- ½ taza de arándanos congelados
- ½ cucharadita de extracto de arce
- ¼ cucharadita de extracto de vainilla
- 2 cucharaditas de harina de linaza
- Edulcorante, elección
- 10-15 cubos de hielo
- ¼ taza de agua

Instrucciones:

1. Añade todos los ingredientes en una licuadora y mézclalos hasta que estén suaves.
2. Sacar y servir.

Valor nutritivo por porción:

Calorías 230, Carbohidratos 18 g, Grasas 5 g, Proteínas 27.5 g

Batido de frambuesa y lima

Tiempo de preparación: 5 minutos/ 2 porciones

Ingredientes:

- 1 taza de agua
- 1 taza de frambuesas frescas o congeladas
- 1 plátano grande congelado
- 2 cucharadas de jugo fresco, lima
- 1 cucharadita de aceite de coco
- 1 cucharadita de agave

Instrucciones:

1. En una licuadora ponemos todos los ingredientes y los mezclamos hasta que estén suaves.
2. Sacar y servir

Valor nutritivo por porción:

Calorías 123, Carbohidratos 26,1 g, Grasas 2,9 g, Proteínas 1,5 g

Licuado de menta monstruoso

Tiempo de preparación 5 minutos/ Sirve 1

Ingredientes:

- 1 plátano grande congelado, pelado
- 1½ tazas de leche no láctea
- Un puñado de hojas de menta fresca, sin tallos
- 1-2 puñados de espinacas

Instrucciones:

1. Añade todos los ingredientes en una licuadora y mézclalos hasta que estén suaves.
2. Sacar y servir

Valor nutritivo por porción:

Calorías 451, Carbohidratos 54.8 g, Grasas 18.6 g, Proteínas 18.4 g

Batido de plátano verde

Tiempo de preparación 5 minutos/ Sirve 1

Ingredientes:

- 1 taza de agua de coco
- ¾ taza de leche vegetal
- ¼ cucharadita de extracto de vainilla
- 1 taza colmada de espinacas sueltas
- 2-3 tazas de plátanos congelados, en rodajas

Instrucciones:

1. Mezclar todo hasta que esté suave y sirva.

Valor nutritivo por porción:

Calorías 308, Carbohidratos 61 g, Grasas 4.9 g, Proteínas 10.2 g

Batido de café de canela

Tiempo de preparación: 5 minutos/ 2 porciones

Ingredientes:

- 1 taza de café frío, normal o descafeinado.
- ¼ taza de leche de almendra o no láctea
- Unas pocas pizcas de canela
- 2 cucharadas de semillas de cáñamo
- Salpicadura de extracto de vainilla
- 2 plátanos congelados, cortados en monedas
- Un puñado de hielo

Instrucciones:

2. Enfriar un poco de café en un recipiente sellado durante un par de horas (o durante la noche) antes de hacer este batido, o estar listo para usar más hielo.
3. Añade la leche no láctea, la canela, la vainilla y las semillas de cáñamo a una licuadora y bátelo hasta que esté suave. Añade el café y los plátanos cortados y sigue mezclando hasta que esté suave.
4. Añade el hielo y sigue mezclando en alto hasta que no queden grumos. Pruebe el sabor dulce y añada el azúcar vegetal o el azúcar alternativo que prefiera.
5. Pasa a un vaso y sirve.

Valor nutritivo por porción:

Calorías 73, Carbohidratos 11,7 g, Grasas 2,2 g, Proteínas 2,3 g

Batido de naranja

Tiempo de preparación: 5 minutos/ 2 porciones

Ingredientes:

- 1 taza de rodajas de naranja
- 1 taza de trozos de mango
- 1 taza de fresas, picadas
- 1 taza de agua de coco
- Pellizcar jengibre recién rallado
- 1-2 tazas de hielo picado

Instrucciones:

1. Poner todo en una licuadora, mezclar y servir.

Valor nutritivo por porción:

Calorías 155, Carbohidratos 36.6 g, Grasas 0.6 g, Proteínas 2.9 g

Batido de calabaza

Tiempo de preparación: 5 minutos/ 2 porciones

Ingredientes:

- 1 taza de leche no láctea sin endulzar
- 2 plátanos medianos, pelados y cortados en cuartos y congelados
- 2 dátiles medjool, deshuesados
- 1 taza de puré de calabaza, enlatado o fresco
- 2 tazas de cubitos de hielo
- ¼ cucharadita de canela
- 2 cucharadas de semillas de lino molidas
- 1 cucharadita de especias de calabaza

Instrucciones:

1. Mezclar todos los ingredientes en una licuadora y servir.

Valor nutritivo por porción:

Calorías 372, Carbohidratos 77.7 g, Grasas 5.3 g, Proteínas 9.2 g

Batido de cúrcuma

Tiempo de preparación: 5 minutos/ 2 porciones

Ingredientes:

- 2 tazas de leche no láctea como coco, almendra...
- 2 plátanos medianos, congelados
- 1 taza de mango, congelado
- 1 cucharadita de cúrcuma, rallada y pelada.
- 1 cucharadita de jengibre fresco, rallado, pelado
- 1 cucharada de semillas de chía
- ¼ cucharadita de extracto de vainilla
- ¼ cucharadita de canela, molida
- 1 pizca de pimienta, molida

Instrucciones:

1. Mezclar todos los ingredientes en una licuadora y servir

Valor nutritivo por porción:

Calorías 264, Carbohidratos 51 g, Grasas 4.4 g, Proteínas 9.2 g

Batido de verduras

Tiempo de preparación 10 minutos/ Sirve 1

Ingredientes:

- 1 tallo de apio
- 1 zanahoria pelada y picada en trozos.
- ½ taza de brotes de brócoli
- 1 taza de col rizada, picada
- ½ taza de perejil rizado
- ½ tomate picado
- ½ aguacate
- 1 banana
- ½ manzana verde
- ½ taza de leche no láctea
- 1 cucharada de semillas de chía
- 1 cucharada de semillas de lino

Instrucciones:

2. Ponga todos los ingredientes en una licuadora.
3. Mezclar hasta que esté suave. Sirva inmediatamente.

Valor nutritivo por porción:

Calorías 372, Carbohidratos 18 g, Grasas 16 g, Proteínas 7 g

Conclusión

Gracias por llegar al final de este libro.

Elegir el plan de dieta perfecto puede ser confuso gracias a la variedad de planes de dieta disponibles hoy en día. Independientemente del plan de dieta por el que se opte, casi todos los nutricionistas y dietistas de todo el mundo recomiendan planes de dieta que limiten los alimentos procesados y que se basen más en alimentos enteros y frescos. La Dieta Basada en Plantas se basa en estos alimentos universalmente preferidos.

El plan de dieta basada en plantas de alimentos integrales es más flexible y comprensible que otras dietas. Se compone principalmente de alimentos de origen vegetal, pero también puede tener algunos productos de origen animal. La cantidad de alimentos de origen animal en su plan de dieta depende de su elección personal de no comerlos en absoluto o de consumirlos con moderación. En general, mientras más comidas sean a base de plantas, más beneficiosa será la dieta para usted.

El objetivo principal de un plan de dieta de alimentos integrales a base de plantas es reducir al mínimo la ingesta de alimentos procesados en la medida de lo posible y consumir más alimentos naturales integrales a base de plantas que han demostrado ser beneficiosos no sólo para mejorar la salud sino también para estimular la pérdida de peso efectiva.

Al comenzar su viaje de dieta basada en plantas, use esta guía para ayudarle a atravesar y puede estar seguro de que tendrá éxito.

Plan de alimentación basado en plantas

plantas

Un plan de 3 semanas para principiantes y usuarios avanzados

Hellen Cook

Introducción

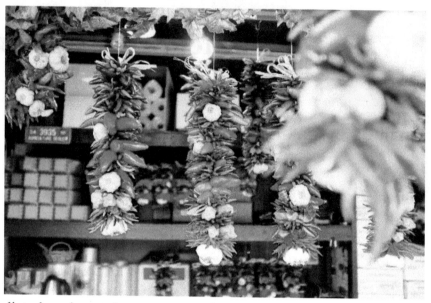

La dieta basada en plantas se trata de comer limpio y usar las cosas que están originalmente disponibles. Sólo te estás saltando los otros sustitutos de las verduras, frutas, legumbres y semillas frescas. Todo lo que necesitas es concentrarte en los productos naturales y saludables disponibles para ti.

No es difícil definir lo que puede estar en su menú y lo que no. Además, las restricciones son muy claras para las personas que están cambiando su dieta. Otro factor básico de la dieta basada en plantas es el cálculo adecuado de la nutrición. Es una percepción errónea común que las plantas no tienen proteínas u otros nutrientes. De hecho, algunas plantas tienen más proteínas que el huevo o la carne.

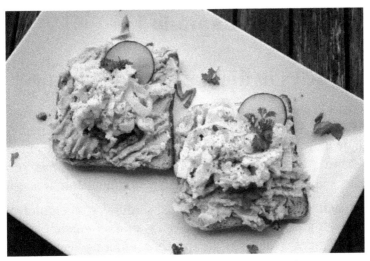

Antes de comenzar con el plan de dieta a base de plantas, es necesario centrarse en algunos detalles que son importantes. Comenzar una dieta no debería ser un proceso aleatorio que requiere pasar por un procedimiento científico y luego progresar con él.

Hay muy poca diferencia en lo que puedes beber siguiendo una dieta basada en plantas. Obviamente, cosas como la leche de vaca y los batidos están fuera de la mesa, pero siempre se puede beber leche de almendra, avena o coco en su lugar.

Las dietas a base de plantas son una gran manera de eliminar los alimentos procesados y no saludables como los granos refinados y el azúcar extra. Se ha demostrado que el consumo de alimentos a base de plantas reduce el riesgo de obesidad, el declive cognitivo, la prevención del cáncer, la diabetes y las enfermedades cardíacas. Además de los beneficios para la salud, comer una dieta a base de plantas es genial para nuestro medio ambiente, nuestro planeta y nuestras carteras!

Encontrará deliciosas recetas a base de plantas en este libro que le encantarán.

¡Disfruta de la lectura!

Capítulo 1

¿Qué es la dieta a base de plantas?

Una dieta basada en plantas significa consumir alimentos que provienen de las plantas. Una dieta basada en plantas no incluye ingredientes que provengan de animales, como la leche, la carne, la miel o los huevos. Con una dieta basada en plantas, ahora es posible satisfacer sus necesidades nutricionales sólo con productos naturales y mínimamente procesados.

Una dieta basada en plantas incluye frutas, verduras y tubérculos. Una dieta cargada de verduras, frutas, tubérculos y granos enteros le ayudará a disminuir los efectos dañinos de muchas enfermedades crónicas. Por ejemplo, ¿sabía usted que una dieta llena de frutas y verduras frescas puede reducir la presión arterial y controlar la diabetes de tipo 2?

No tienes que sentirte aprensivo por este cambio, porque seguir una dieta basada en plantas no significa necesariamente que te convertirás en vegano. Tampoco tienes que renunciar a los lácteos o a la carne. Es más bien una decisión informada elegir principalmente alimentos de origen vegetal.

Se ha demostrado que las dietas de origen vegetal, como la dieta mediterránea, reducen el riesgo de padecer ciertos tipos de cáncer, trastornos metabólicos e incluso enfermedades cardíacas. En los adultos mayores, una dieta basada en plantas también ha sido eficaz para reducir los efectos de la depresión y aumentar la función física y mental.

Evite comer alimentos procesados como la pasta y los alimentos enlatados. En su lugar, ve a por alimentos frescos e integrales. Los alimentos procesados tienen un bajo contenido en fibra; también tienen otros aditivos como azúcar, sal, conservantes, exceso de aceites y grasas. Estos alimentos están vinculados al desarrollo de enfermedades crónicas como el cáncer, la diabetes, la hipertensión, las enfermedades renales y los problemas cardíacos, entre otros. Estos alimentos también contribuyen de manera significativa a la obesidad y a los problemas de peso.

La dieta basada en plantas excluye todos los productos de origen animal como huevos, productos lácteos, aves de corral, carnes rojas, pescado y cualquier otro alimento obtenido de animales. Los productos animales están vinculados al desarrollo de cánceres en el cuerpo humano, especialmente el hierro heme contenido en la carne roja. Cuando los productos animales se cocinan a ciertas temperaturas, emiten compuestos cancerígenos que conducen al desarrollo de células cancerígenas. Estos alimentos también contribuyen en gran medida al aumento de peso. Las investigaciones han demostrado que es más bien una dificultad vigilar el peso mientras se está en los productos animales. Los alimentos relacionados con los animales también tienen un alto contenido de grasa y no tienen nada de fibra. El consumo de productos de origen animal provoca problemas cardíacos e hipertensión como consecuencia de la obstrucción de los vasos sanguíneos. Su bajo contenido en fibra lo convierte en una causa de problemas estomacales como indigestión y diarrea.

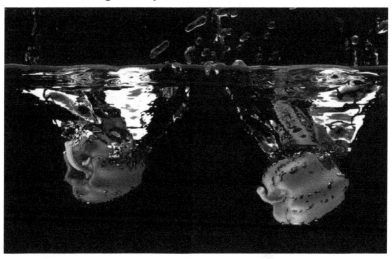

Evite el consumo de comidas rápidas como papas fritas, hamburguesas, pasteles, helados y pizza, entre otros. Las comidas rápidas tienen contenidos como azúcares procesados y alto contenido de sodio, alto contenido de grasa. Estos alimentos inducen antojos en el cuerpo que llevan a comer en exceso y a la obesidad. Los alimentos también son muy poco saludables ya que contribuyen a aumentar el riesgo de enfermedades crónicas como el cáncer, la hipertensión, la diabetes, los problemas cardíacos, entre otros. Las comidas rápidas también tienen un bajo contenido de nutrientes. Siendo adictivo, cuando una persona se acostumbra a consumir comidas rápidas, sus cuerpos se quedan sin algunos nutrientes esenciales como vitaminas y minerales. También contienen aditivos que no quieren poner en sus cuerpos debido a su naturaleza tóxica.

Cuando una persona sigue una dieta basada en plantas, reduce su consumo de alimentos procesados y azúcares refinados que son dañinos para el cuerpo. Estos azúcares promueven el aumento de peso por el incremento de los antojos de comida y la producción de ciertas hormonas que inducen al cuerpo a tener antojos de comida. Estos azúcares y otros aditivos que se encuentran en los alimentos procesados también aumentan el riesgo de cáncer y entre otras enfermedades.

Los alimentos vegetales también son ricos en ciertos componentes que se ha comprobado que poseen propiedades antioxidantes y que, al mismo tiempo, contribuyen a reducir los niveles de colesterol en el cuerpo. Estos componentes son polifenoles, como flavonoides, estilbenoides y lignanos. Por ejemplo, el té verde, que se utiliza más comúnmente por sus propiedades antioxidantes, es rico en (galato de epigalocatequina) un flavonoide responsable de la producción de la hormona quemadora de grasa.

Otra belleza de comer alimentos vegetales es que te preocupas menos por comer en exceso. Los alimentos vegetales contienen calorías limitadas y niveles insignificantes de grasas perjudiciales. Según las investigaciones, las personas que consumen alimentos vegetales viven más tiempo que las que se alimentan de alimentos animales. Los alimentos vegetales no sólo mejoran la calidad de vida protegiendo a una persona de las enfermedades, sino que también disminuyen el riesgo de muertes prematuras como resultado de esas enfermedades y condiciones de salud.

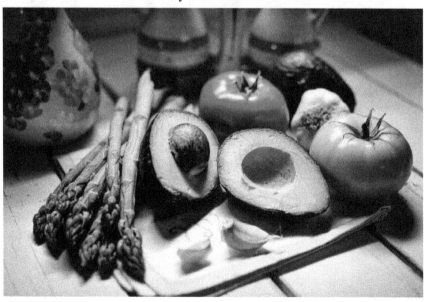

Los alimentos de origen vegetal también son respetuosos con el medio ambiente. El consumo de alimentos vegetales fomenta la plantación de más plantas para dar más alimentos que protejan la capa de ozono absorbiendo el exceso de dióxido de carbono dañino de la atmósfera. La dieta basada en plantas desalienta las prácticas industriales asociadas con el procesamiento de alimentos. Estas prácticas promueven la liberación de gases nocivos a la atmósfera, y el envasado de los alimentos utiliza materiales que no son respetuosos con el medio ambiente.

Empezando

Ahora que ha aprendido por qué la dieta basada en alimentos integrales y plantas puede beneficiarle enormemente, es el momento de dar el paso hacia este nuevo estilo de vida. En primer lugar, no pienses en ello como una dieta limitante. En el momento en que lo consideras así, ya has dejado de fumar incluso antes de empezar. Hay muchas versiones de los alimentos que te gustan a base de plantas, sólo tienes que saber cómo hacerlo. Una vez que empieces, será más fácil a largo plazo. Saltar al vacío puede no ser una buena idea, ya que esta dieta necesita que hagas grandes cambios en los hábitos adquiridos a través de los años. Prepararse mentalmente para este gran cambio es la parte más crucial de empezar, así que si sientes que necesitas apoyo emocional de tu pareja, familia o amigos, ¡entonces, por supuesto, pégales también! El soporte adecuado es estupendo en este momento y lo necesitarás todo cuando empieces este viaje.

¿Es cara una dieta de alimentos integrales y vegetales?

La respuesta simple es - no, porque no tiene que hacerlo! A menudo oirás mucho sobre esto, que a la larga puedes encontrarte creyendo en ello. Pero piénsalo, vas a gastar dinero en compras de todos modos porque necesitas prosperar, así que también podrías gastarlo en cosas que contribuyan a tu salud, ¿verdad? Planificar las comidas con antelación también puede ayudar a controlar los ingredientes y a ajustarse a su presupuesto, ya sea diario, semanal o mensual. También puedes intentar comprar artículos congelados a granel, o congelar frutas y verduras frescas cuando puedas. Ve a tu mercado local de granjeros y mira si pueden ofrecer precios más bajos que en los supermercados.

Manteniendo el ritmo de las hojas verdes

Habrá momentos en los que empezarás a caer en viejos hábitos alimenticios. Eso es normal y está perfectamente bien. Lo más importante es que seas capaz de levantarte y empezar de nuevo con vigor. Lo estás haciendo lo mejor que puedes y lo harás. En el momento en que tomes la decisión de empezar a tomarte en serio tu salud, será difícil al principio resistirse a una bolsa de patatas fritas o a un trago de soda. Pero no hay ningún atajo para el éxito, y definitivamente no hay ninguno aquí. Reconozca los contratiempos, pero siga presionando. Recuerda por qué empezaste en primer lugar y haz de esto tu brújula.

Nutrición de la dieta a base de plantas

A muchas personas les preocupa que el cambio a una dieta basada en plantas les deje deficientes en varios nutrientes.

Sin embargo, esto no tiene por qué ser así si tienes en cuenta qué alimentos estás incluyendo en tu dieta. Evidentemente, se podría seguir una dieta basada en plantas y sobrevivir con patatas fritas y caramelos, pero eso no sería saludable, y ciertamente no se estaría obteniendo todo lo que se necesita nutricionalmente.

Las recetas incluidas en este libro son tan nutritivas como sea posible y le ayudarán a mantenerse saludable y a elegir los alimentos adecuados para usted. Con eso en mente, aquí hay algunos consejos nutricionales que le gustaría tener en cuenta.

- Calcio: El calcio ayuda a mantener la salud de los huesos y a mantener muchos de los procesos naturales del cuerpo. Puedes obtener calcio de los productos lácteos, frutas secas, almendras, verduras de hoja verde oscura, frijoles, tahini, tofu y así sucesivamente.
- Ácido graso Omega 3: Normalmente obtenemos los ácidos grasos omega 3 de los pescados grasos. Sin embargo, hay muchas fuentes vegetales de omega 3, como las nueces, las semillas de lino, las semillas de cáñamo, las semillas de chía y las semillas de soja.
- Vitamina D: La vitamina D ayuda a mantener los huesos, los dientes y los músculos sanos, a la vez que ayuda a regular el estado de ánimo. Aunque la mejor fuente de vitamina D es, de hecho, la luz solar, también se puede obtener la vitamina de los productos lácteos, las cremas vegetales para untar, los cereales de desayuno y las leches vegetales fortificadas.
- Yodo: Los productos lácteos y el pescado suelen proporcionar todo el yodo que nuestro cuerpo necesita, aunque también podemos

obtenerlo de las algas marinas, la sal yodada y los productos fortificados.

- Vitamina B12: La B12 es un nutriente esencial que ayuda a nutrir nuestro sistema nervioso y a mantener altos los niveles de energía. Las mejores fuentes son los productos animales, aunque se puede obtener B12 de los cereales fortificados para el desayuno, los extractos de levadura y las leches no lácteas.
- Hierro: El hierro es fácil de obtener en una dieta basada en plantas a partir de alimentos como frutas secas, cereales integrales, nueces, verduras de hoja verde, semillas y legumbres. Coma estos alimentos con alimentos ricos en vitamina C para ayudar a aumentar la absorción.
- Zinc: Los alimentos ricos en zinc incluyen el tempeh, el miso y los frijoles.
- Selenio: Come dos nueces de Brasil por día para obtener todo el selenio que necesitas.
- Proteína: Es fácil conseguir suficientes proteínas con una dieta basada en plantas. Incluye muchas lentejas, frijoles, semillas, nueces y mantequilla de nueces. También puedes comer huevos y productos lácteos si no eres vegetariano.

Capítulo 2

Tipos de dieta a base de plantas

Lo creas o no, la dieta basada en plantas es un tema bastante popular, y como tal hay bastantes corrientes. Sin embargo, la mayoría de ellos se reducen a lo básico.

Vegano: La dieta incluye vegetales, semillas, nueces, legumbres, granos y frutas y excluye todos los productos animales (es decir, no la carne de animales, los lácteos o los huevos). Hay variaciones dentro de la dieta vegana, así como la dieta frutal compuesta principalmente de frutas y a veces nueces y semillas y la dieta crudivegana donde la comida no se cocina.

Vegetariano: La dieta incluye verduras, frutas, nueces, legumbres, granos y semillas y excluye la carne, pero puede incluir huevos o productos lácteos. La dieta ovo-lacto-vegetariana incorpora los lácteos y los huevos, mientras que la ovo-vegetariana incorpora los huevos y excluye los lácteos y la lacto-vegetariana incorpora los lácteos pero excluye los huevos.

Semi-vegetarianismo: La dieta es mayormente vegetariana pero también incorpora algunos productos de carne y animales. La dieta macrobiótica es un tipo de dieta semi-vegetariana que hace hincapié en las verduras, los frijoles, los granos enteros, los alimentos procesados naturalmente, y puede incluir algunos mariscos, carnes o aves. La dieta del pescador incluye alimentos vegetales, huevos, productos lácteos y mariscos, pero no otros tipos de carne animal. Las personas que se suscriben a una dieta semi-vegetariana a veces se describen como flexitarianos también.

Capítulo 3

Cómo una dieta a base de plantas puede mejorar su salud.

Mejora tu digestión

Una buena digestión requiere mucha fibra. La buena noticia es que las plantas ofrecen suficiente fibra para facilitar una buena digestión. Es vital entender que no se puede empezar a comer toneladas de verduras y frutas sin un plan. Si estás empezando esta dieta, deberías empezar despacio. Tu cuerpo necesita mucho tiempo para adaptarse. Por lo tanto, debe introducir su nueva dieta lentamente para prevenir el estreñimiento, ya que la mayor parte está compuesta de fibra.

Ayudas para la pérdida de peso

¿Sabías que más del 69% de la población adulta de los Estados Unidos es obesa (Kubala, 2018)? Esta es una estadística preocupante ya que significa que más de la mitad de la población adulta está sufriendo. Además, se enfrentan al riesgo de sufrir hipertensión y otras enfermedades cardiovasculares. Afortunadamente, hay un remedio para esto. El simple hecho de cambiar su estilo de vida y su dieta puede promover la pérdida de peso. Eso no es todo; tu salud en general también mejorará.

Las dietas a base de plantas han demostrado que pueden ayudar a una considerable pérdida de peso debido a su rico contenido de fibra. La ausencia de alimentos procesados en estas dietas también proporciona un gran impulso para perder esos kilos.

Una dieta sólo de plantas también asegurará que no aumente de peso a largo plazo. Desafortunadamente, numerosos planes de pérdida de peso que existen sólo ayudan a las personas a corto plazo, y los individuos terminan ganando más peso cuando no cumplen con los planes de pérdida de peso. Por lo tanto, en lo que respecta a la sostenibilidad, una dieta sólo de plantas es una opción ideal.

Reduce el riesgo de enfermedades crónicas

Uno de los principales problemas de las dietas de carne, alimentos procesados y productos lácteos es que aumentan el riesgo de padecer enfermedades crónicas como el cáncer, las enfermedades cardíacas y la diabetes. El mundo de hoy está luchando contra estas enfermedades alentando a la gente a adoptar una vida saludable a través de una alimentación correcta y el ejercicio. Las dietas basadas en plantas son una alternativa saludable ya que reducen las posibilidades de sufrir estas enfermedades.

Enfermedad cardíaca

En pocas palabras, las dietas de sólo plantas son saludables para el corazón. Este es un beneficio notable de tales dietas. No obstante, debe quedar claro que el tipo y la calidad de los alimentos elegidos tienen una gran importancia. Hay algunas dietas basadas en plantas que pueden considerarse poco saludables. Por ejemplo, comprar y consumir frutas y verduras procesadas que tienen un alto contenido de azúcar tendrá un efecto negativo en la salud del corazón. Por lo tanto, es imperativo que una persona a dieta se atenga a los alimentos recomendados cuando opte por una dieta sólo de plantas.

Cáncer

Los estudios también han demostrado que las dietas a base de plantas pueden ayudar a reducir el riesgo de ciertos tipos de cáncer. Un estudio de investigación llevado a cabo en más de 69.000 personas mostró que las dietas veganas se enfrentaban a un menor riesgo de cáncer gastrointestinal, más que aquellos que mantenían una dieta ovo-vegetariana (Kubala, 2018).

Declive cognitivo

El declive cognitivo no es un nuevo término para los ancianos de nuestra sociedad. Un buen número de individuos envejecidos en nuestras comunidades tienen que lidiar con sus habilidades cognitivas en declive. A menudo, nos compadecemos de ellos olvidando que envejecer es inevitable. No deberíamos sólo compadecerlos, sino que deberíamos trabajar para mantener una sociedad saludable comiendo bien. Se ha demostrado que las dietas de sólo plantas ayudan a retrasar o prevenir la enfermedad de Alzheimer y el declive cognitivo en la población anciana (Kubala, 2018). Los antioxidantes y los compuestos vegetales presentes en las dietas a base de plantas son eficaces para prevenir el progreso de la enfermedad de Alzheimer.

Diabetes

Esta es otra enfermedad crónica común que está robando a la gente sus seres queridos. Hay un aumento de las personas que sufren de diabetes y esto se atribuye a los estilos de vida poco saludables y a los malos hábitos alimenticios que las personas han adoptado. Afortunadamente, la diabetes es tratable, y sus efectos negativos pueden prevenirse adecuadamente con la dieta adecuada. Por supuesto, la combinación de esto con el ejercicio regular ayuda aún más.

Seguir una dieta sólo de plantas ayudará a mejorar el control del azúcar en la sangre. Como resultado, puede asegurarse de que puede manejar eficazmente la enfermedad si ya la padece.

Aumenta tu energía

Los minerales y las vitaminas son buenas fuentes de energía para el cuerpo. Las plantas no sólo son ricas en ellas, sino que también contienen fitonutrientes, antioxidantes, proteínas y grasas saludables. Todos estos son nutrientes esenciales para tu cerebro. Además, son fáciles de digerir, lo que facilita al cuerpo la obtención de energía de ellos.

Mantiene la piel sana

Todos conocemos gente que prueba todos los productos para la piel imaginables sólo para tener una piel clara y suave. Lo que estas personas no entienden es que el aspecto que tenemos está más o menos dictado por nuestras elecciones de alimentos. Por consiguiente, las dietas basadas en plantas tienen una mayor probabilidad de proporcionar a la piel los nutrientes que necesita para mantenerse sana. Por ejemplo, los tomates proporcionan al cuerpo licopeno. Este componente protege la piel de los daños del sol. Se sabe que las batatas nos proporcionan vitamina C. La producción de colágeno ayudará a que la piel brille y fomente una rápida curación.

Capítulo 4

Consejos útiles

Como ya estás leyendo este libro, es muy probable que estés a punto de hacer grandes cambios en tu vida. Es innegable que su salud le define, ya que tiene mucho que ver con su bienestar general. Tanto tu felicidad mental como física están determinadas por tu salud. Tal vez esté considerando adoptar un estilo de vida basado en las plantas, pero no está seguro de por dónde empezar. Bueno, no estás solo. Millones de personas están ahí fuera buscando el secreto para vivir una vida libre de enfermedades y llena de felicidad. Por suerte, este libro contiene los secretos que necesitas para vivir una vida sana y llena de felicidad. Todo lo que tienes que hacer es comer los alimentos adecuados y seguir el plan.

Como principiante en dietas a base de plantas, debes entender que esto no es algo que puedas hacer sin más. Tu cuerpo necesita tiempo para adaptarse al nuevo estilo de comer. Mientras das este importante paso en tu vida, aquí tienes algunos consejos para ayudarte a empezar.

Encuentra tu motivación

Antes de hacer cualquier cambio en su dieta, es esencial dar un paso atrás y determinar las razones por las que necesita dar este paso. ¿Por qué quieres probar una dieta basada en plantas? Tal vez usted está sufriendo de una enfermedad y esta es la mejor estrategia para que usted reduzca los efectos de la enfermedad. Alternativamente, podría ser que usted está buscando una manera de mejorar su salud como un medio para su felicidad general. La buena salud significa un buen corazón. No importa qué razones tengas para tomar este camino. Lo que necesitas hacer es escribir tu motivación y recordártela cada vez que te despiertes.

¿Por qué es crítico que encuentres tu motivación? La razón principal por la que este paso es significativo es porque cambiar de dieta no será fácil. Hay momentos en los que te sentirás desanimado. Por consiguiente, necesitas algo concreto para recordarte por qué es importante mantenerte concentrado. Por ejemplo, si usted vive con diabetes, saber que su dieta puede ser su verdadero remedio puede ayudarle a concentrarse en comer los alimentos adecuados. La mejor parte es que encontrará el proceso emocionante ya que hay otros beneficios adicionales para la salud que lo acompañarán. Ganarás una experiencia satisfactoria que cambiará tu actitud hacia la vida. Así que, empieza por encontrar tu motivación antes que nada.

Empieza despacio.

Esta es la segunda consideración más importante que debe tener en cuenta. Necesitas iniciar tu transición lentamente. Selecciona algunos alimentos de origen vegetal y empieza a rotarlos durante una semana. Un buen consejo aquí es seleccionar alimentos que a menudo se disfrutan. Pueden ser desde estofado de lentejas, avena, patatas, frijoles o verduras salteadas. Los seres humanos son criaturas de hábitos. Por lo tanto, haga una lista de los alimentos vegetales más comunes que le interesen. Este debería ser su punto de partida para ayudar a su cuerpo a hacer una transición suave.

Reducir los alimentos procesados y la carne

Una transición lenta garantiza que tu cuerpo se adapte bien al cambio de dieta. En línea con esto, no deberías evitar los alimentos procesados y la carne desde el principio. Esto debe hacerse gradualmente. Empieza por reducir tu consumo de carne. Aumenta las porciones de verduras en tu plato mientras reduces las porciones de carne. Después de algún tiempo, deshazte de ellos por completo ya que habrás ganado la percepción de que puedes prescindir de ellos. Más tarde, trabaja en tus recetas. Si fueras un gran fan del chile de carne, podrías cambiar la carne por los hongos portobello. La idea es seguir comiendo tus comidas favoritas, pero como una versión vegetal de lo que solías tener.

Pruebe un desayuno a base de plantas

Después de hacer algunos intentos aquí y allá, el siguiente paso debería ser tomar una comida a base de plantas todos los días. Sería una buena idea que empezaras tu mañana con un desayuno vegetariano. Tal vez te preocupa no saber por dónde empezar. Hay varias recetas a base de plantas para el desayuno, el almuerzo y la cena que se proporcionarán en esta guía. Deberían ayudarle a empezar a adoptar un estilo de vida basado en las plantas.

Rodéate de alimentos saludables

Si vas a adoptar un estilo de vida saludable, entonces es importante que te rodees de alimentos saludables. En este caso, ninguna otra forma de comida estará bien; sólo debe tener alimentos de origen vegetal. Camine alrededor de su cocina mientras intenta evaluar si los alimentos que le rodean son útiles para su objetivo. Si no, no dude en tirarlas o donarlas. El hecho de que los hayas comprado no implica que vayas a desperdiciar comida si decides no comerlos.

Es esencial que hagas más fácil el cambio de dieta comprando muchas frutas y verduras. Apílalos en tu nevera. Cada vez que tengas ganas de comer algo, sólo comerás verduras o frutas. También podrías cocinar algunos de estos alimentos y refrigerarlos. Esto es útil cuando necesitas agarrar algo rápido.

Vigile sus porciones de proteína

La ingesta alimentaria de referencia recomienda que la cantidad media de proteínas que necesita el cuerpo es de unos 0,8 gramos por kilogramo de peso corporal. Esto implica que el típico hombre sedentario requerirá unos 56 gramos de ingesta diaria de proteínas, mientras que una mujer requerirá unos 46 gramos (Gunnars, 2018). Esto demuestra que sólo necesitamos una fracción de nuestra ingesta de proteínas para complementar el cuerpo con lo que necesita. Desafortunadamente, la mayoría de los que hacen dieta consumen demasiadas proteínas con la idea de que el cuerpo requiere los nutrientes. Lo que olvidamos es que demasiado de algo puede ser tóxico y peligroso.

Tanto si el cuerpo lo necesita como si no, vigilar nuestras porciones es vital. Mientras se esfuerza por vivir con una dieta basada en plantas, debe tener cuidado con las cantidades de proteínas que consume. La ingesta excesiva conducirá innegablemente a efectos negativos para la salud. Lo que debe hacer es asegurarse de que sus alimentos vegetales tengan suficientes calorías para proporcionar a su cuerpo la energía que necesita para el metabolismo y otros fines.

Edúquese

Además de centrarse en la comida, también deberías invertir tu tiempo y dinero en educarte a ti mismo, tal y como estás haciendo al leer este libro. Es lamentable que los medios digitales y la publicidad hayan contaminado nuestras mentes. Estamos ciegos al darnos cuenta de que los alimentos vegetales son los mejores alimentos para nuestros cuerpos y el planeta en el que vivimos. Educarse es la forma más segura de obtener las respuestas a las preguntas relacionadas con el estilo de vida. Debes reconocer que, al tomarte el tiempo para aprender, estarás motivado para concentrarte en tu objetivo ya que sabes lo que buscas.

Encontrar gente con ideas afines

Relacionarse con personas afines será útil en los buenos y en los malos tiempos. Estas son personas que también buscan beneficiarse de comer alimentos de origen vegetal. Por lo tanto, al relacionarse con ellos, pueden compartir historias de éxito así como ayudarse mutuamente en momentos de necesidad. Con el advenimiento de Internet, no debería ser difícil para usted encontrar otras personas que sean vegetarianas. Navega por las páginas de los medios sociales y únete a sus grupos. Aquí encontrará información importante sobre su nuevo plan de dieta. Por ejemplo, algunas personas estarán ansiosas por compartir con usted sabrosas recetas a base de plantas.

Anímese a lo largo del camino

Cambiar completamente su dieta no será una tarea fácil, ya que hay objetivos que se pretende alcanzar. Hay momentos en los que puede que no consigas estos objetivos como se planeó. Es importante que siempre te concentres en el progreso que estás haciendo. Tómalo con calma y no te rindas. Por ejemplo, si su objetivo era perder peso, podría tardar más de lo que esperaba. Esto no debería desanimarlo a continuar con su dieta. Desarrolle un hábito, ya que esto le ayudará a ganar la percepción de que no tiene que hacer de su transición una gran cosa. Después de todo, estás haciendo esto por las razones correctas. Concéntrese en el panorama general y reconozca que hay mucho que puede lograr mucho más allá de sólo perder peso.

Manténgalo divertido y excitante

Después de probar las aguas en las dietas veganas, se está mejor informado sobre sus beneficios para la salud a corto y largo plazo. Para garantizar que su plan de dieta es sostenible, es importante que lo mantenga divertido y excitante. Esto significa que debes prestar atención a las comidas que te gustan. Además, trate de no complicar las cosas; apóyese en los platos que se pueden conseguir fácilmente en sus tiendas locales. Si no eres un chef profesional, prueba con recetas fáciles.

La próxima vez que compres frutas y verduras, intenta condimentar las cosas comprando verduras o frutas que no hayas probado antes. Su curiosidad le ayudará a probar nuevos platos que le parecerán deliciosos. La buena noticia es que algunos de estos platos llenarán tu cuerpo con nutrientes esenciales que podrías haber pasado por alto.

El aspecto excitante del proceso debe ser impulsado a través de las plataformas sociales en las que participará. Conecta con la gente y aprende cómo sus dietas basadas en plantas les ayudan a vivir vidas saludables. Sus historias de la vida real seguramente te motivarán a seguir adelante, a pesar de los desafíos que puedas enfrentar.

Comprométase con el proceso

Sin compromiso, le será imposible alcanzar los objetivos que se ha fijado. Desarrolle un plan práctico que le ayude a hacer una transición sin problemas al estilo de vida basado en las plantas. Al hacerlo, debe asegurarse de que su entorno es propicio para permitirle concentrarse en su plan de dieta. Sus esfuerzos deben dirigirse a aprender más sobre la dieta de sólo plantas. Por ejemplo, deberías suscribirte a los canales de YouTube donde puedes ver y disfrutar de los videos de otros veganos mientras ellos profundizan en sus experiencias.

Cuando se da un salto de otras dietas a dietas basadas en plantas, cualquier cosa puede suceder en el camino. Por supuesto, hay casos en los que puede caerse del vagón y recurrir a dietas basadas en animales o alimentos procesados. Sin embargo, lo que debes saber es que es normal caer y retroceder de vez en cuando. La transformación no es fácil, por lo tanto, perdónese por cometer errores aquí y allá. Enfócate en el panorama más amplio de vivir una vida dichosa en la que tengas un menor riesgo de cáncer, diabetes y otras dolencias. Más importante aún, manténgase inspirado conectando con gente de ideas afines. No pases por alto su importancia en la transición, ya que también están pasando por el desafío que tú estás enfrentando. Por lo tanto, deben aconsejarte de vez en cuando sobre qué hacer cuando te sientas atascado.

Capítulo 5

Lo que vas a comer

Verduras y legumbres

Edamame

Estos frijoles de soja cocidos no sólo son deliciosos, sino que también tienen una increíble cantidad de proteínas. En una sola taza, una porción de edamame le dará 18 gramos de proteína. Busca el sello orgánico certificado, sin embargo, porque muchos granos de soja en los Estados Unidos son tratados con pesticidas o modificados genéticamente. El Edamame funciona muy bien como un aperitivo o snack independiente y también puede ser añadido a las comidas como un complemento o en un salteado.

Lentejas

Fáciles de incorporar a casi cualquier comida en una variedad de formas, las lentejas proporcionan una excelente fuente de proteínas de bajas calorías y altas fibras. Contienen 9 gramos de proteína por cada media taza de porción. También son increíblemente útiles para reducir el colesterol y promover la salud del corazón. Puedes prepararlos como guarnición, usarlos para hacer hamburguesas vegetarianas, sustituirlos por carne y hacer un delicioso relleno de taco en una olla de cocción lenta o hacer una deliciosa salsa con ellos.

Frijoles negros

Las judías negras son otro vegetal como las lentejas que son maravillosamente multiusos. Tienen mucha fibra, folato, potasio y vitamina B6. Contienen 7,6 gramos de proteína en cada porción y pueden usarse para hacer cualquier cosa, desde hamburguesas vegetarianas hasta brownies vegetarianos. ¡Imagínese!

Patatas

Las patatas son una gran fuente de proteínas (4 gramos por cada patata mediana) y de potasio a bajo costo. ¡Son sabrosos y saludables para el corazón!

Espinacas

Una de las mejores verduras verdes para la proteína (3 gramos por porción), la espinaca cocida es una excelente adición a su dieta basada en plantas.

Brócoli

Cuando se cocina, se obtienen 2 gramos por porción de esta verdura y también una excelente dosis de fibra.

Coles de Bruselas

Otro gran vegetal verde para la proteína, las coles de bruselas te dan 2 gramos de proteína por porción junto con una gran cantidad de potasio y vitamina K. Sin embargo, asegúrate de conseguir la versión fresca, ya que saben mucho mejor que las congeladas.

Frijoles de Lima

Con un contenido de 7,3 gramos de proteína por porción cuando se cocinan, las judías de lima son un increíble acompañamiento o complemento para una ensalada saludable. También contienen leucina, un aminoácido que ayuda a la síntesis muscular.

Cacahuetes y mantequilla de cacahuete

Ampliamente reconocido como un superalimento tanto por los consumidores de carne como por los de plantas, el maní y la mantequilla de maní contienen 7 gramos de proteína por porción y pueden ser utilizados de muchas maneras diferentes. ¿Y a quién no le gusta un buen sándwich de PB&J de la infancia? Casi todos los tipos de mantequilla de cacahuete son veganos, pero ten cuidado con los que contienen miel si te mantienes estrictamente vegano y eliminas todos los productos animales.

Garbanzos

Los garbanzos son otra legumbre versátil que puede ser preparada de muchas maneras. Quizás la preparación más popular es en forma de delicioso humus. ¡Con 6 gramos de proteína por porción, será difícil no esparcirla en todo lo que comas!

Nueces y semillas

Semillas de Chia

Las semillas de chía son una fuente increíble de vitamina C, proteínas, fibra y calcio. Hay que empaparlas en líquido y dejar que se expandan. ¡Una vez preparado adecuadamente, puedes espolvorearlas encima de casi cualquier cosa!

Semillas de calabaza

Las semillas de calabaza funcionan muy bien como un sabroso y fácil bocadillo y también se pueden añadir a las ensaladas, yogures y sopas. Envuelven un montón de grandes nutrientes como las vitaminas C, E y K, los ácidos grasos omega-3 y el hierro en un pequeño paquete.

Almendras

Comúnmente consideradas como nueces, las almendras se clasifican con más precisión como un fruto del almendro. Son maravillosas fuentes de fibra, proteína, magnesio, fósforo, calcio, potasio, hierro y vitaminas B. Al igual que la soja, se utilizan a menudo en los sustitutos de los productos lácteos y se ha demostrado que reducen el colesterol, fortalecen los huesos y promueven un sistema cardiovascular saludable. Además, ¡son geniales para tu piel y tu cabello!

Semillas de lino

Las semillas de lino son grandes aditivos para las comidas a base de plantas. Pueden ser molidos y añadidos a los batidos, avena, cereales, u horneados en panecillos, pan y galletas. Tienen un alto contenido de proteínas, magnesio, zinc y vitaminas B. También ayudan en la digestión y ayudan a la pérdida de peso al suprimir el apetito.

Nueces

Estas nueces son una de las mejores fuentes naturales de ácidos grasos omega-3. También contienen mucha vitamina E, proteínas, calcio, zinc y potasio. Estas, como muchas de las otras nueces y semillas de esta lista, pueden ser disfrutadas solas como un bocadillo o añadidas a otros platos.

Semillas de sésamo

Las semillas de sésamo son una gran forma natural de reducir el colesterol y la presión arterial alta, y también pueden ayudar con aflicciones como las migrañas, la artritis y el asma. Son excelentes para el pan y las galletas y se pueden usar en comidas salteadas y ensaladas.

Semillas de girasol

Estas semillas son excelentes para la vitamina E y contienen grasas saludables, vitaminas B y hierro. Se pueden comer en seco y también se utilizan para hacer mantequilla, una gran alternativa a los lácteos.

Anacardos

Aunque los anacardos, al igual que las almendras, no son técnicamente frutos secos y son más bien la fruta del árbol del anacardo, se tratan más comúnmente como nueces. Con su bajo contenido de sodio y su gran sabor, son una fuente popular de proteínas y vitaminas.

Nueces de Brasil

Estas deliciosas nueces del árbol Bertholletia excelsa maduran dentro de una gran cáscara de coco. Son maravillosos por las proteínas, la fibra, el hierro y muchas vitaminas del complejo B.

Piñones

Los piñones contienen grandes antioxidantes, así como mucho hierro, magnesio y potasio. Son bajos en calorías y van maravillosamente con muchos platos. Puedes usarlos en alimentos horneados o añadirlos en salsas como un pesto italiano.

Granos enteros

Quinoa

La quinua ciertamente ha hecho un salto en la escena de la comida saludable con innumerables personas presumiendo de sus cualidades beneficiosas. Aunque en realidad es una semilla, la tratamos principalmente como un grano en la forma en que se prepara. Esta gema sudamericana tiene una increíble cantidad de proteínas y ácidos grasos omega-3 y es un importante alimento básico para cualquiera que desee obtener más de estos nutrientes dentro de una dieta basada en plantas. ¡Puede ser usado en una multitud de platos y es tan versátil como saludable!

Trigo

Un clásico alimento básico, el trigo integral es increíblemente beneficioso para la salud. Cada porción de grano entero tiene alrededor de 2 a 3 gramos de fibra, lo que es una gran manera de asegurarse de que su cuerpo funciona de forma saludable y adecuada. Sin embargo, asegúrate de evitar los cereales múltiples, y usa los que están marcados como 100% integrales para asegurarte de que estás obteniendo exactamente lo que necesitas.

Avena

Estos granos enteros están llenos de antioxidantes saludables para el corazón. La avena es excelente y puede disfrutarse como un desayuno satisfactorio en forma de harina de avena y también puede molerse y utilizarse como un sustituto de la harina más saludable al hornear. La avena sin endulzar es la mejor para comprar y si se desea algo azucarado, añada unas bayas o un poco de miel si lo desea.

Arroz integral

El arroz integral es increíblemente alto en antioxidantes y buenas vitaminas. Es relativo, el arroz blanco es mucho menos beneficioso ya que muchos de estos nutrientes saludables se destruyen durante el proceso de molienda. También puedes optar por el arroz rojo y negro o el arroz salvaje. Las opciones de comida para este saludable grano son ilimitadas.

Centeno

El centeno es un increíble grano entero que contiene cuatro veces más fibra que el trigo entero normal y le da casi el 50% de la ingesta diaria de hierro recomendada. Sin embargo, cuando compre centeno, asegúrese de buscar la marca completa de centeno, ya que mucho de lo que hay en el mercado está hecho con harina refinada, lo que reduce los beneficios a la mitad.

Cebada

Este grano entero es un alimento milagroso para reducir el colesterol alto. Se puede cocinar rápidamente como la avena y sirve como un delicioso acompañamiento. ¡Puedes añadir cualquier tipo de ingrediente que desees para darle tu propio estilo personal! Asegúrate de volver a buscar la cebada integral, ya que a otros tipos se les puede quitar el salvado o el germen.

Alforfón

El trigo sarraceno es una gran opción de grano sin gluten para aquellos con enfermedad celíaca o intolerancia al gluten. Es una gran fuente de magnesio y manganeso. El trigo sarraceno se usa para hacer deliciosos panqueques sin gluten y se convierte fácilmente en un alimento básico de la mañana!

Bulgur

Este grano es una fuente verdaderamente excelente de hierro y magnesio. También contiene una maravillosa cantidad de proteína y fibra con una taza que contiene alrededor del 75% de la fibra diaria recomendada y el 25% o la proteína diaria recomendada. Va muy bien en ensaladas y sopas y es fácil de cocinar. ¡Habla de lo increíble!

Couscous

Este grano es otra gran fuente de fibra. Sin embargo, mucho del cuscús que ves en la tienda está hecho de harina refinada, por lo que es importante que busques el tipo de trigo integral para que puedas obtener todos los beneficios saludables y deliciosos.

Maíz

El maíz entero es una fantástica fuente de fósforo, magnesio y vitaminas B. También promueve una digestión saludable y contiene antioxidantes saludables para el corazón. Es importante buscar el maíz orgánico para evitar todo el producto genéticamente modificado que está en el mercado.

Frutas

Aguacate

Ampliamente reconocido como una superfruta increíblemente beneficiosa y saludable, los aguacates son realmente frutos milagrosos. Son la mejor manera de obtener el tipo de porción sustancial de ácidos grasos monoinsaturados saludables que muchas personas que se suscriben a una dieta basada en plantas buscan complementar. También contienen unas 20 vitaminas y minerales diferentes y están llenos de importantes nutrientes. Además, saben increíble y van bien con casi cualquier plato, desayuno, almuerzo o cena.

Toronjas

Los pomelos están llenos de vitamina C, que contiene mucho más que naranjas. La mitad de un pomelo le proporciona casi el 50% de la vitamina C diaria recomendada. También le proporciona increíbles niveles de vitamina A, fibra y potasio. Puede ayudar con aflicciones como la artritis y es un gran remedio para la piel grasa.

Piñas

Esta fruta puede ser preparada y disfrutada de varias maneras, lo que la convierte no sólo en una sabrosa y divertida golosina, sino también en una gran opción saludable. Está lleno de nutrientes antiinflamatorios que pueden ayudar a reducir el riesgo de derrame cerebral o ataque al corazón. Algunos estudios muestran que también aumenta la fertilidad.

Arándanos

Estas pequeñas bayas no sólo tienen un sabor delicioso y van con tantos platos diferentes, sino que también están llenas de vitamina C y antioxidantes saludables. Los estudios también muestran que promueve la salud ocular y puede retardar la degeneración macular que causa la ceguera de los adultos mayores.

Granadas

Ya sea en forma de jugo o de semilla, el consumo de granada es una gran manera de obtener potasio. Tiene fantásticos antioxidantes (tres veces más que el té verde o el vino tinto) que trabajan para promover la salud cardiovascular y del corazón, así como para reducir los niveles de colesterol.

Manzanas

El viejo dicho "una manzana al día mantiene al doctor alejado" no es sólo un cuento de viejas! Es bajo en calorías e increíblemente saludable. Las manzanas contienen antioxidantes que protegen la salud de las células cerebrales y son saludables para el corazón. También pueden reducir el colesterol alto y ayudar a la pérdida de peso y a los dientes sanos.

Kiwi

Esta fruta agria y deliciosa no sólo es única, sino que también está llena de grandes vitaminas como la C y la E. Estos son poderosos antioxidantes que algunos estudios muestran que ayudan a la salud de los ojos y pueden incluso reducir las posibilidades de cáncer. Son bajos en calorías y muy altos en fibra. Esto los hace muy buenos para ayudar a perder peso y son un bocadillo maravilloso, rápido, fácil y sin culpa.

Mangos

Los mangos tienen excelentes niveles del nutriente beta-caroteno. El cuerpo lo convierte en vitamina A que a su vez fortalece la salud de los huesos y el sistema inmunológico. También tienen una gran cantidad de vitamina C, el 50% del valor diario recomendado para ser exactos.

Limones

Todo el mundo sabe que los limones y otras frutas cítricas tienen un alto contenido de vitamina C, sin embargo, también son una excelente fuente de antioxidantes, fibra y folato. Los limones pueden ayudar a reducir el colesterol, el riesgo de algunos tipos de cáncer y la presión arterial. ¡Todo a sólo 17 calorías por porción!

Arándanos

Los arándanos son otra fruta que tiene más de un beneficio para la salud. Tienen grandes niveles de vitamina C y fibra y tienen más antioxidantes que muchas otras frutas y verduras. Con sólo 45 calorías por porción, es una gran manera de estimular el sistema inmunológico, mantener el tracto urinario saludable y absorber otros nutrientes importantes como las vitaminas E, K y el manganeso.

Capítulo 6

Lista de compras básica

Mantequilla	Arroz	Fechas
Extracto de vainilla	Quinoa	Mantequilla de maní
Puré de calabaza	Remolachas	Avena
Salchicha italiana	Espinacas	Plátanos
Hojas de espinaca	Caldo de verduras	Azúcar de coco
Levadura	Setas	Extracto puro de menta
Hojas de espinaca	Hamburguesa de salchicha	
Nueces		Leche de coco
Cullants	Pepitas	Copos de pimienta de Alepo
Rosemary	Piña	
Tomillo	Yogur griego	Chocolate
Orégano	Ralladura de naranja	Dátiles de Medjool sin hueso
Trozos de piña	Bok choy	
Almidón de maíz	Zanahorias en fósforo	Migajas de galletas Graham
Canela	Semillas de hinojo	Mangos
Anacardos	Jugo de lima	Polvo de cacao crudo
Pecanas	Sémola sin gluten	Polvo de raíz de flecha
Parmesano	El vinagre balsámico	Harina de trigo
Pan	Cilantro	Sazonador de tacos
Jarabe de arce	Tamari	Compota de manzana
Nuez moscada	Pasta de tomate	Clavos de tierra
Higos secos	Salsa marinera	Arándanos
Semillas de Chia	Néctar de agave	Cáscara de limón
Cardamomo	Patatas rojas	Zanahorias
	La calabaza	

Las semillas de calabaza	Cayena	Bicarbonato de sodio
Almendra	Cebollas	Miso blanco
Semillas de cáñamo	Bollos	Hilos de azafrán
Hummus	Hojas de lechuga	Mantequilla de almendra
Semillas de girasol	Salsa de chile	Mijo
Chalotas	Frijoles negros	Alcachofas cuarteadas
Dientes de ajo	Comino de ajo en polvo	Polvo de cacao sin azúcar
Páprika	Polvo de chile	Aceite de cacahuete
Perejil	Repollo	Miel
Aceitunas Kalamata	Salsa Hoisin	Hojas de Nori
Garbanzos	Aceite de sésamo	Migas de pan panko de trigo
Salsa de soja	Fideos de arroz	Mostaza de Dijon
Tempeh	Salsa	Aminoácidos
Sescalones	Espárragos frescos	Salsa enchilada
Tortillas	Tofu firme	Arvejas de la primavera...
Cebollino	Tomates	Polvo de curry
Verdes de hoja	Las patatas dulces	Chips de chocolate
Ketchup	Mostaza picante	Aceite de oliva
Bollos de hamburguesa	Cúrcuma	Salsa szechuan
Yogur de soja	Albahaca	Pasas de uva doradas
Café	Queso mozzarella	Salsa BBQ
Mayo	Semillas de lino	Hamburguesa de salchicha
Polvo de chipotle	Jengibre molido	Las semillas de sésamo
Jalapeño	Vinagre de sidra de manzana	Salsa Teriyaki
Muffin	La melaza de la correa	
Aguacates	Melón	
Garbanzos	Vino blanco	

Lentejas	Cubos de hielo	Granola
La col rizada	Hojas de menta	Manzanas
Calabacín		Kale
		Pepitas
		Sal
		Costillas de apio
		Pimienta
		Berenjenas
		Ginger

Capítulo 7

Cómo planear su comida

Planea la comida

Todos los planes de alimentación en las dietas basadas en plantas proceden de acuerdo con el objetivo y la adquisición final. Lo que quieres conseguir al final, tienes que empezarlo según el plan. Cuando tienes un objetivo, entonces necesitas planear el sistema de comidas y todos los contenidos que tendrás en la dieta. Todos los contenidos de la comida de la dieta basada en plantas se eligen sistemáticamente. Para adquirir diferentes nutrientes hay múltiples opciones disponibles para incorporar en el plan.

¿Qué deberías tener en tu cocina?

Cuando se trata de la dieta basada en plantas, sólo una cosa viene a tu mente y es que toda la comida proveniente de las plantas. Con el cambio a la dieta de plantas, necesitas transformar tu cocina en consecuencia. No significa añadir más plantas a su jardín de cocina, bueno eso no es una mala idea sin embargo. Por otro lado, es más importante excluir todas las cosas que no son de origen vegetal. Hay que diferenciar entre los productos y separarlos en consecuencia.

En el siguiente paso, puedes almacenar todos los productos alimenticios de origen vegetal en los armarios. Asegúrate de no recoger productos empaquetados, en su lugar abastece sólo los frescos. Te ayudará a evitar cualquier toxicidad y te dará una rica nutrición.

Cómo preparar tu cuerpo

Necesitas preparar tu cuerpo primero antes de empezar con el plan de dieta. Cada cuerpo tiene sus reacciones al cambio de dieta y a las opciones de alimentos. Si no eres vegetariano, puedes tener problemas con el cambio de alimentos. Por lo tanto, es necesario preparar su cuerpo primero, antes de pasar a hacer un cambio drástico en su consumo de alimentos. Aquí hay algunas pautas sobre cómo puede hacerlo.

Da pequeños pasos...

No empiece con los pasos principales, en su lugar tome algunos pequeños pasos de transformación. Para un no vegetariano, es difícil orientarse hacia todas las opciones de alimentos de origen vegetal, ya que no tienen los recursos que pueden ayudarles a recoger las múltiples opciones. Por lo tanto, tienen que dar pequeños pasos incorporando un poco de vegetales en la comida y luego pasar a una dieta completa a base de vegetales.

Eliminar las alergias o la intolerancia

Algunas personas tienen intolerancia con las opciones de alimentos vegetales debido a múltiples razones. Recuerde, hay una diferencia en las alergias o la intolerancia. Las alergias provocan algunas condiciones difíciles como erupciones, dificultad para respirar, malestar estomacal o más. La intolerancia puede causar algunos cambios psicológicos, como cambios de humor, falta de sueño o más. Es necesario eliminar los factores que le causan todas estas condiciones de los alimentos de origen vegetal.

Controlar los antojos

La voluntad de comer algo en un tiempo específico es algo que no puede ser controlado por un número de personas en general. Es difícil para los que aman comer todo. Es necesario controlar estos antojos en primer lugar para poder seguir el plan adecuadamente.

Proporcionar sustitutos

La mejor manera de controlar los antojos o engaños es tener los sustitutos adecuados para estos antojos. Los sustitutos no pueden replicar la opción por completo, pero podrán proporcionarle un alivio a tiempo para que pueda tener la mejor experiencia en su dieta.

Capítulo 8

Plan de comidas de 21 días

DÍA 1

Receta de desayuno: Barra de desayuno de avena y mantequilla de maní

Tiempo de preparación 10 minutos/ Tiempo de cocción 0 minutos/ Sirve 8

Ingredientes

- 1 1/2 tazas de dátiles, sin fosa
- 1/2 taza de mantequilla de maní
- 1/2 taza de avena enrollada a la antigua

Instrucciones:

1. Engrasar y forrar un molde de 8 x 8 pulgadas con pergamino y ponerlo a un lado.
2. Coge tu procesador de alimentos, añade los dátiles y mézclalos hasta que estén picados.
3. Añade la mantequilla de cacahuete y la avena y pulsa.
4. Ponlo en el molde y luego en el refrigerador o el congelador hasta que esté listo.
5. Sirva y disfrute.

Valor nutritivo por porción: Calorías: 232, carbohidratos: 35g, Grasas: 9g, Proteínas: 5g

La receta del almuerzo: Champiñón Vegano Pho

Tiempo de preparación 10 minutos/ Tiempo de cocción 30 minutos/ Sirve 3

Ingredientes:

- 1 bloque de 14 onzas de tofu firme, drenado
- 6 tazas de caldo de verduras
- 3 cebollas verdes, cortadas en rodajas finas
- 1 cucharadita de jengibre picado de ½ pulgadas
- 1 cucharada de aceite de oliva
- 3 tazas de champiñones, en rodajas
- 2 cucharadas de salsa hoisin
- 1 cucharada de aceite de sésamo
- 2 tazas de fideos de arroz sin gluten
- 1 taza de brotes de frijoles crudos
- 1 taza de zanahorias en fósforo
- 1 taza de bok choy, picado
- 1 taza de col, picada
- Sal y pimienta

Instrucciones:

1. Corta el tofu en cubos de ¼ pulgadas y déjalo a un lado.
2. Toma una cacerola profunda y calienta el caldo de verduras, las cebollas verdes y el jengibre a fuego medio-alto.
3. Hervir durante 1 minuto antes de reducir el calor a bajo; luego cubrir la cacerola con una tapa y dejarla hervir a fuego lento durante 20 minutos.
4. Coge otra sartén y calienta el aceite de oliva en ella a fuego medio-alto.
5. Añade los champiñones cortados en rodajas a la sartén y cocínalos hasta que estén tiernos, durante unos 5 minutos.
6. Añade el tofu, la salsa hoisin y el aceite de sésamo a los hongos.
7. Calentar hasta que la salsa se espese (unos 5 minutos), y retirar la sartén del fuego.
8. Prepara los fideos de arroz sin gluten según las instrucciones del paquete.
9. Cubre los fideos de arroz con una cucharada de la mezcla de hongos de tofu, una generosa cantidad de caldo y los brotes de judías.

10. Añade las zanahorias, y el repollo opcional y/o bok choy (si lo deseas), justo antes de servir.
11. Cubrir con sal y pimienta para probar y disfrutar, o, ¡almacenar los ingredientes por separado!

Valor nutritivo por porción: Calorías: 383, Carbohidratos: 57,3 g, Grasas: 9,1 g, Proteínas: 17,8 g.

Receta para la cena: Pimientos rellenos

Tiempo de preparación 30 minutos/ Tiempo de cocción 27 minutos/ Sirve 6

Ingredientes:

- 1 taza de frijoles negros secos
- ½ taza de garbanzos secos
- ½ taza de quinua seca
- 3 pimientos, rojos o amarillos, con semillas
- 2 cucharadas de aceite de oliva
- 1 cebolla dulce, picada
- 2 cucharadas de ajo, picado
- 2 cucharadas de agua
- 1 cucharada de perejil
- ½ taza de col rizada, picada, fresca o congelada
- ½ cucharadas de albahaca seca
- Sal y pimienta al gusto

Instrucciones:

1. Precaliente el horno a 400°F.
2. Corta los pimientos por la mitad y quita (y desecha) las semillas, el tallo y la placenta. Coloca la piel de los pimientos en una gran bandeja para hornear y rocía con una cucharada de aceite de oliva, asegurándote de que los pimientos estén completamente cubiertos.
3. Hornea las mitades de pimiento durante 10 minutos, o hasta que las pieles empiecen a ablandarse.
4. Mientras los pimientos se están horneando, calienta una cucharada de aceite de oliva en una sartén a fuego medio.
5. Añade la cebolla, cocina hasta que esté translúcida (unos 5 minutos) y añade el ajo, el perejil, la albahaca, la col rizada y el agua.
6. Saltear durante unos 2 minutos y mezclar la quinoa cocida, los garbanzos y los frijoles negros hasta que se calienten.
7. Sazone la mezcla al gusto, revuelva durante unos minutos y retire del fuego.
8. Ponga el relleno en las mitades de pimienta y colóquelas de nuevo en el horno durante unos 10 minutos.
9. Retire los pimientos rellenos del horno cuando los pimientos estén suaves y fragantes.

10. Guardar para más tarde, o, servir de inmediato y disfrutar!

Valor nutritivo por porción: Calorías: 171, Carbohidratos: 24,7 g, Grasas: 5,2 g, Proteínas: 6,3 g

Receta de postres y bocadillos: Mordiscos energéticos de chocolate y mantequilla de cacahuete

Tiempo de preparación 15 minutos/ Tiempo de cocción 10 minutos/ Sirve 20

Ingredientes

- 1 ½ taza de avena enrollada a la antigua, dividida
- ½ taza de mantequilla de maní cremosa natural
- 3 cucharadas de semillas de chía
- 1/8 de cucharadita de sal marina
- 1/4 de taza de semillas de lino
- 1/4 de taza de cacao en polvo sin azúcar, crudo o normal
- 1/3 taza de miel o jarabe de arce
- 1 cucharadita de extracto de vainilla

Instrucciones:

1. Forre una hoja para hornear o un recipiente de almacenamiento con papel pergamino y póngalo a un lado.
2. Agarra tu juerga y añade ½ taza de avena y todas las semillas de lino.
3. Bailar hasta que formen un polvo y luego transferirlo a un gran tazón.
4. Añade la avena restante, el cacao en polvo, la sal y las semillas de chía. Revuelva bien.
5. Busca un pequeño tazón y añade la miel, la mantequilla de cacahuete y el extracto de vainilla.
6. Revuelva bien para combinar y luego agregue a los ingredientes secos.
7. Usa tus manos para formar pequeñas bolas.
8. Póngalo en la bandeja de hornear o en el contenedor de almacenamiento y luego póngalo en la nevera.
9. Sirva y disfrute.

Valor nutritivo por porción: Calorías: 94, carbohidratos: 10g, Grasa: 5g, Proteína: 3g

DÍA 2

Receta de desayuno: Tortita de plátano con chispas de chocolate

Tiempo de preparación 15 minutos/ Tiempo de cocción 3 minutos/ Sirve 6

Ingredientes

- 1 plátano maduro grande, machacado
- 2 cucharadas de azúcar de coco
- 3 cucharadas de aceite de coco, derretido
- 1 taza de leche de coco
- 1 1/2 tazas de harina de trigo integral
- 1 cucharadita de bicarbonato de sodio
- 1/2 taza de chispas de chocolate vegetariano
- Aceite de oliva, para freír

Instrucciones:

1. Coge un bol grande y añade el plátano, el azúcar, el aceite y la leche. Revuelva bien.
2. Añade la harina y el bicarbonato de sodio y revuelve de nuevo hasta que se combinen.
3. Añade las chispas de chocolate y dóblalas, luego hazlas a un lado.
4. Coloca una sartén a fuego medio y añade una gota de aceite.
5. Vierte ¼ de la masa en la sartén y mueve la sartén para cubrirla.
6. Cocina por 3 minutos y luego voltea y cocina por el otro lado.
7. Repita con los panqueques restantes y luego sirva y disfrute.

Valor nutritivo por porción: Calorías: 271, carbohidratos: 28g, Grasas: 16g, Proteínas: 5g

La receta del almuerzo: Hamburguesa de remolacha de raíz roja rubí

Tiempo de preparación 20 minutos/ Tiempo de cocción 21 minutos/ Sirve 6

Ingredientes:

- 1 taza de garbanzos secos
- ½ taza de quinua seca
- 2 remolachas grandes
- 2 cucharadas de aceite de oliva
- 2 cucharadas de polvo de ajo
- 1 cucharada de vinagre balsámico
- 2 cucharaditas de polvo de cebolla
- 1 cucharadita de perejil fresco, picado
- Sal y pimienta
- 2 tazas de espinacas, frescas o congeladas, lavadas y secadas
- 6 bollos o envolturas a elegir
- Salsa de elección

Instrucciones:

1. Precaliente el horno a 400°F.
2. Pelar y cortar las remolachas en cubos de ¼ pulgadas o más pequeños, ponerlos en un recipiente y cubrir los cubos con una cucharada de aceite de oliva y la cebolla en polvo.
3. Extiende los cubos de remolacha en un molde para hornear y ponlo en el horno.
4. Asar las remolachas hasta que se hayan ablandado, aproximadamente 10-15 minutos. Sácalos y déjalos a un lado para que las remolachas se enfríen.
5. Después de que las remolachas se hayan enfriado, transfiéralas a un procesador de alimentos y añada los garbanzos y la quinoa cocidos, el vinagre, el ajo, el perejil y una pizca de pimienta y sal.
6. Pulsa los ingredientes hasta que todo esté desmenuzado, unos 30 segundos.
7. Usen las palmas de sus manos para formar la mezcla en 6 hamburguesas de igual tamaño y colóquenlas en una pequeña cacerola.

8. Póngalos en un congelador, hasta 1 hora, hasta que las hamburguesas se sientan firmes al tacto.
9. Calentar la cucharada de aceite de oliva restante en una sartén a fuego medio-alto y añadir las hamburguesas.
10. Cocínalos hasta que estén dorados por cada lado, unos 4-6 minutos por cada lado.
11. Guarde o sirva las hamburguesas con un puñado de espinacas, y si lo desea, en el panecillo opcional.
12. Cubra la hamburguesa con la salsa de su elección.

Valor nutritivo por porción: Calorías: 159, Carbohidratos: 23,2 g, Grasas: 4,9 g, Proteínas: 5,6 g.

Receta para la cena: Sushi de batata

Tiempo de preparación 90 minutos/ Tiempo de cocción 35 minutos/ Sirve 3

Ingredientes:

- Un paquete de 14 onzas de tofu de seda, escurrido.
- 3-4 hojas de nori
- 1 batata grande, pelada
- 1 aguacate mediano, deshuesado, pelado, cortado en rebanadas
- 1 taza de agua
- ¾ taza de arroz sushi seco
- 1 cucharada de vinagre de arroz
- 1 cucharada de néctar de agave
- 1 cucharada de aminoácidos

Instrucciones:

1. Precalentar el horno a 400°F
2. Revuelva los aminoácidos (o tamari) y el néctar de agave juntos en un pequeño tazón hasta que esté bien combinado, y luego déjelo a un lado.
3. Corta la batata en grandes palos, de alrededor de ½ pulgadas de grosor. Colóquelas en una bandeja de hornear forrada con pergamino y cúbralas con la mezcla de tamari y ave.
4. Hornee los boniatos en el horno hasta que se ablanden durante unos 25 minutos y asegúrese de voltearlos a la mitad para que los lados se cocinen uniformemente.
5. Mientras tanto, hierve el arroz para sushi, el agua y el vinagre en una olla mediana a fuego medio y cocina hasta que el líquido se haya evaporado, durante unos 10 minutos.
6. Mientras cocinan el arroz, corten el bloque de tofu en palitos largos. Los palos deben parecer papas fritas largas y delgadas. Aparta.
7. Retira la olla del fuego y deja que el arroz se asiente durante 10-15 minutos.
8. Cubre tu área de trabajo con un pedazo de papel de pergamino, limpia tus manos, moja tus dedos y coloca una hoja de nori en el papel de pergamino.

9. Cubre la hoja de nori con una fina capa de arroz sushi, mientras te mojas las manos frecuentemente. Deje suficiente espacio para enrollar la sábana.

10. Coloca las tiras de batata asada en una línea recta a través del ancho de la hoja, a una pulgada del borde más cercano a ti.

11. Ponga las rebanadas de tofu y aguacate junto a los palitos de papa y use el papel pergamino como ayuda para enrollar la hoja de nori en un cilindro apretado.

12. Cortar el cilindro en 8 piezas iguales y refrigerar. Repita el proceso para el resto de las hojas y rellenos de nori.

13. ¡Sirve frío o guarda para disfrutar de este delicioso sushi más tarde!

Valor nutritivo por porción: Calorías: 290, Carbohidratos: 39,2 g, Grasas: 10,3 g, Proteínas: 10,3 g.

Receta de postres y bocadillos: Licuado de bayas

Tiempo de preparación: 3 minutos / 2 porciones

Ingredientes

- 1 taza de frambuesas
- 1 taza de arándanos congelados
- 1 taza de moras congeladas
- 1 taza de leche de almendra
- 1/4 taza de yogur de soja

Instrucciones:

1. Poner todo en una licuadora y hacer un bombardeo...
2. Viértelo en vasos y sírvelo.

Valor nutritivo por porción: Calorías 268, Carbohidratos 53 g, Grasas 4.5 g, Proteínas 6 g

DÍA 3

Receta de desayuno: Sándwich de desayuno de aguacate y 'salchicha'.

Tiempo de preparación 15 minutos/ Tiempo de cocción 2 minutos/ Sirve 1

Ingredientes

- 1 hamburguesa de salchicha vegetariana
- 1 taza de col rizada, picada
- 2 cucharaditas de aceite de oliva extra virgen
- 1 cucharada de pepitas
- Sal y pimienta, a gusto
- 1 cucharada de mayonesa vegetariana
- 1/8 de cucharadita de polvo de chipotle
- 1 cucharadita de jalapeño picado
- 1 panecillo inglés, tostado
- 1/4 de aguacate, en rodajas

Instrucciones:

1. Coloca una sartén a fuego alto y añade una gota de aceite.
2. Añade la hamburguesa vegetariana y cocina durante 2 minutos.
3. Dale la vuelta a la hamburguesa y añade la col rizada y las pepitas.
4. Sazona bien y luego cocina unos minutos más hasta que la hamburguesa esté cocida.
5. Busca un pequeño tazón y añade la mayonesa, el polvo de chipotle y el jalapeño. Revuelva bien para combinar.
6. Coloca el panecillo en una superficie plana, unta con el picante y luego lo cubre con la hamburguesa.
7. Añade el aguacate en rodajas y luego sirve y disfruta.

Valor nutritivo por porción: Calorías: 573, carbohidratos: 36g, Grasas: 35g, Proteínas: 21g

La receta del almuerzo: Pizza de calabaza cremosa

Tiempo de preparación 25 minutos/ Tiempo de cocción 21 minutos/ Sirve 4

Ingredientes:
- 3 tazas de calabaza, fresca o congelada, en cubos.
- 2 cucharadas de ajo picado
- 1 cucharada de aceite de oliva
- 1 cucharadita de copos de pimiento rojo
- 1 cucharadita de comino
- 1 cdta. de pimentón
- 1 cucharadita de orégano

La corteza:
- 2 tazas de lentejas verdes francesas secas
- 2 tazas de agua
- 2 cucharadas de ajo picado
- 1 cucharada de condimento italiano
- 1 cucharadita de polvo de cebolla

Toppings:
- 1 cucharada de aceite de oliva
- 1 pimiento verde mediano, sin hueso, cortado en cubos
- 1 pimiento rojo mediano, sin hueso, cortado en cubos.
- Una pequeña cabeza de brócoli, cortada en cubos.
- 1 cebolla morada pequeña, cortada en cubitos

Instrucciones:
1. Precaliente el horno a 350°F.
2. Prepare las lentejas verdes francesas según el método.
3. Añade todos los ingredientes de la salsa a un procesador de alimentos o licuadora, y mézclalos a fuego lento hasta que todo se haya mezclado y la salsa se vea cremosa. Ponga la salsa a un lado en un pequeño tazón.
4. Limpia el procesador de alimentos o la licuadora; luego agrega todos los ingredientes para la corteza y pulsa a alta velocidad hasta que se haya formado una masa como la masa.
5. Calentar una gran sartén profunda a fuego medio-bajo y engrasarla ligeramente con una cucharada de aceite de oliva.

6. Presiona la masa de la corteza en la sartén hasta que se parezca a la corteza de una pizza redonda y cocínala hasta que la corteza esté dorada, unos 5-6 minutos por cada lado.
7. Ponga la corteza en una bandeja de horno cubierta con papel de pergamino.
8. Cubra la parte superior de la corteza con la salsa usando una cuchara, y distribuya uniformemente los ingredientes en la pizza.
9. Hornea la pizza en el horno hasta que las verduras estén tiernas y doradas, durante unos 15 minutos.
10. Cortar en 4 piezas iguales y servir, o almacenar.

Valor nutritivo por porción: Calorías: 401, Carbohidratos: 62,5 g, Grasas: 8,6 g, Proteínas: 18,4 g

Receta para la cena: Frijoles rojos y arroz

Tiempo de preparación 25 minutos/ Tiempo de cocción 10 minutos/ Sirve 4

Ingredientes:

- 1 taza de arroz integral seco
- 1½ tazas de frijoles rojos secos
- 2 cucharadas de aceite de oliva
- ½ taza de cebolla dulce, picada
- ½ taza de costillas de apio, en cubitos
- ½ taza de pimiento verde, fresco o congelado, picado
- 1 cabeza grande de coliflor
- 1 cucharada de ajo, picado
- 2 tazas de agua
- 2 cucharaditas de comino
- 1 cdta. de pimentón
- 1 cucharadita de chile en polvo
- ½ cdta. albahaca
- ½ cucharadita de copos de perejil
- ½ cdta. pimienta negra
- ¼ taza de perejil
- ¼ taza de albahaca

Instrucciones:

1. Calienta el aceite de oliva en una sartén grande a fuego medio-alto.
2. Añade la cebolla, el apio y el pimiento verde y saltéalo hasta que todo se haya ablandado, en unos 7 minutos.
3. Coloca la coliflor en un procesador de alimentos. Pulsa hasta que se parezca al arroz, en unos 15 segundos. (Sáltese este paso por completo cuando use arroz de coliflor congelado.)

4. Añade las tazas de agua, arroz, frijoles y el resto de los ingredientes a la cacerola.
5. Mezclar todos los ingredientes hasta que se distribuyan completamente y cocinar hasta que el arroz con coliflor esté blando, unos 10 minutos.

6. Sirva en tazones y, si lo desea, adorne con el perejil y/o la albahaca opcionales, o, guarde para disfrutar más tarde!

Valor nutritivo por porción Calorías: 235, Carbohidratos: 32,3 g, Grasas: 8,3 g, Proteínas: 7,9 g.

Receta de postres y bocadillos: Helado de Coco y Mango

Tiempo de preparación 10 minutos/ Tiempo de cocción 0 minutos/ Sirve 6

Ingredientes

- 1 taza de leche de coco enlatada
- 3 tazas de mango cortado en dados, congelado
- 1 cucharada de miel
- 1/3 taza de frambuesas
- 3 cucharadas de jarabe de arce, opcional
- 1 cucharadita de chia

Instrucciones:

1. Coge la licuadora y añade la leche de coco, el mango y el jarabe de arce.
2. Ponlo en los platos y disfrútalo.

Valor nutritivo por porción: Calorías: 189, carbohidratos: 28g, Grasas: 9g, Proteínas: 2g

DÍA 4

Receta de desayuno: Rollos de canela con glaseado de anacardo

Tiempo de preparación 30 minutos/ Tiempo de cocción 25 minutos/ Sirve 12

Ingredientes

- 3 cucharadas de mantequilla vegetariana
- ¾ taza de leche de almendras sin azúcar
- 1/2 cucharadita de sal
- 3 cucharadas de azúcar molido
- 1 cucharadita de extracto de vainilla
- 1/2 taza de puré de calabaza
- 3 tazas de harina para todo uso
- 2 1/4 cucharaditas de levadura activa seca
- 3 cucharadas de mantequilla vegetariana ablandada
- 3 cucharadas de azúcar moreno
- 1/2 cucharadita de canela
- 1/2 taza de anacardos, remojados 1 hora en agua hirviendo
- 1/2 taza de azúcar glasé
- 1 cucharadita de extracto de vainilla
- 2/3 taza de leche de almendra

Instrucciones:

1. Engrasa una bandeja de hornear y ponte a un lado.
2. Busca un pequeño tazón, añade la mantequilla y ponlo en el microondas para que se derrita.
3. Añade el azúcar y revuelve bien, y déjalo enfriar.
4. Coge un bol grande y añade la harina, la sal y la levadura. Revuelva bien para mezclar.
5. Coloca la mantequilla enfriada en una jarra, añade el puré de calabaza, la vainilla y la leche de almendras. Revuelva bien juntos.
6. Vierte los ingredientes húmedos en los secos y revuelve bien para combinarlos.
7. Inclínese sobre una superficie plana y amase durante 5 minutos, añadiendo más harina según sea necesario para evitar que se pegue.

8. Vuelve al bol, cúbrelo con un plástico y métete en la nevera durante la noche.
9. A la mañana siguiente, saca la masa de la nevera y golpéala con los dedos.
10. Usando un rodillo, enrollar para formar un rectángulo de 18" y luego untarlo con mantequilla.
11. Busca un pequeño tazón y añade el azúcar y la canela. Mezclar bien y luego espolvorear con la mantequilla.
12. Enrollar la masa en una salchicha grande y luego cortarla en secciones.
13. Colóquelo en la bandeja de hornear engrasada y déjelo en un lugar oscuro para que se levante durante una hora.
14. Precaliente el horno a 350°F.
15. Mientras tanto, escurra los anacardos y agréguelos a su licuadora. Silba hasta que esté suave.
16. Añade el azúcar y la vainilla y vuelve a batirse.
17. Añade la leche de almendras hasta que alcance la consistencia deseada.
18. Mételo en el horno y hornea durante 20 minutos hasta que se dore.
19. Vierte el glaseado sobre la parte superior y luego sirve y disfruta.

Valor nutritivo por porción: Calorías: 243, carbohidratos: 34g, Grasas: 9g, Proteínas: 4g

La receta del almuerzo: Lasaña Fungo

Tiempo de preparación 20 minutos/ Tiempo de cocción 40 minutos/ Sirve 8

Ingredientes:

- 10 fideos o sábanas de lasaña
- 2 tazas de zanahorias de palo de fósforo
- 1 taza de champiñones, en rodajas
- 2 tazas de col cruda
- Un paquete de 14 onzas de tofu extra firme, escurrido.
- 1 taza de hummus
- ½ taza de levadura nutricional
- 2 cucharadas de condimento italiano
- 1 cucharada de ajo en polvo
- 1 cucharada de aceite de oliva
- 4 tazas de salsa marinara
- 1 cdta. de sal

Instrucciones:

1. Precaliente el horno a 400°F.
2. Cocinar los fideos o las hojas de lasaña según el método.
3. Coge una sartén grande, ponla a fuego medio y añade el aceite de oliva.
4. Añade las zanahorias, los champiñones y media cucharadita de sal, y cocina durante 5 minutos.
5. Añade la col rizada, saltéala durante otros 3 minutos y retira la sartén del fuego.
6. Toma un gran tazón, desmenuza el tofu y deja el tazón a un lado por ahora.
7. Toma otro tazón y añade el humus, la levadura nutritiva, el condimento italiano, el ajo, y ½ cucharadita de sal; mezcla todo junto.
8. Cubre el final de un plato de 8x8 con una taza de salsa marinara.
9. Cubre la salsa con un par de fideos o sábanas, y cubre estos con las migajas de tofu.
10. Añade una capa de vegetales sobre el tofu.

11. Continúa construyendo la lasaña apilando capas de salsa marinara, fideos o láminas, tofu y verduras, y cúbrela con una taza de salsa marinara.
12. Hornee en el horno durante 20-25 minutos con papel de aluminio, cubriendo la lasaña
13. Vuelva a ponerlo en el horno después de quitar el papel de aluminio y durante 5 minutos más.
14. ¡Deja que la lasaña se siente durante 10 minutos antes de servirla, o guárdala para otro día!

Valor nutritivo por porción: Calorías: 292, Carbohidratos: 38 g, Grasas: 9,2 g, Proteínas: 14,2 g.

Receta para la cena: Curry de tofu de coco

Tiempo de preparación 30 minutos/ Tiempo de cocción 15 minutos/ Sirve 2

Ingredientes:

- 1 14-oz. bloque de tofu firme
- 2 cucharaditas de aceite de coco
- 1 cebolla dulce mediana, cortada en cubos
- Una lata de 13 onzas de leche de coco reducida en grasas
- 1 taza de tomates frescos, cortados en cubos
- 1 taza de guisantes.
- 1½ jengibre de una pulgada, finamente picado
- 1 cucharadita de polvo de curry
- 1 cucharadita de cúrcuma
- 1 cucharadita de comino
- ½ cdta. de hojuelas de pimiento rojo
- 1 cucharadita de néctar de agave
- Sal y pimienta al gusto

Instrucciones:

1. Cortar el tofu en cubos de ½ pulgadas.
2. Calienta el aceite de coco en una gran sartén a fuego medio-alto.
3. Añade el tofu y cocínalo durante unos 5 minutos.
4. Añada el ajo y las cebollas picadas y saltee hasta que las cebollas sean transparentes (durante unos 5 a 10 minutos); añada el jengibre mientras lo remueve.
5. Añade la leche de coco, los tomates, el néctar de agave, los guisantes y las especias restantes.
6. Mezclar bien, cubrir y cocinar a fuego lento; retirar después de 10 minutos de cocción.
7. Para servirlo, pon el curry en un bol o sobre el arroz.
8. Disfruta de inmediato o guarda el curry en un recipiente hermético para disfrutarlo más tarde.

Valor nutritivo por porción: Calorías: 449, Carbohidratos: 38,7 g, Grasas: 23 g, Proteínas: 21,8 g.

Receta de postres y bocadillos: Pan de chocolate, plátano y nueces

Tiempo de preparación 1 hora y 15 minutos/ Tiempo de cocción 1 hora/ 8 porciones

Ingredientes

- 4-5 plátanos demasiado maduros
- 1 taza de azúcar
- 1/4 de taza de agua
- 1 cucharadita de vainilla
- 1 3/4 taza de harina de trigo integral
- 1/4 de taza de cacao en polvo
- 1/2 cucharadita de bicarbonato de sodio
- 1 cucharadita de canela
- 1 cucharadita de polvo de hornear
- 1/4 de taza de chispas de chocolate vegetariano
- 1/4 de taza de nueces o pacanas picadas

Instrucciones:

1. Precaliente su horno a 350°F y engrase un molde de pan.
2. Busca un tazón grande y añade los plátanos. Muele bien usando un tenedor.
3. Añade el azúcar y la vainilla, removiendo bien para combinar.
4. Añade el agua y revuélvela.
5. Toma otro tazón y añade la harina, el cacao en polvo, el bicarbonato de sodio, la canela y el polvo de hornear. Revuelva bien.
6. Añade los ingredientes secos a los húmedos y mézclalos bien.
7. Añade las chispas de chocolate y las nueces, revuelve bien y vierte en el molde de pan.
8. Hornea durante una hora hasta que esté bien cocido.
9. Deje que se enfríe completamente antes de cortar.
10. Sirva y disfrute.

Valor nutritivo por porción: Calorías: 293, carbohidratos: 56g, Grasas: 5g, Proteínas: 6g

DÍA 5

Receta de desayuno: Quiche de tomate y espárragos

Tiempo de preparación 1 hora y 20 minutos/ Tiempo de cocción 40 minutos/ Sirve 8

Ingredientes

- 1 1/2 taza de harina para todo uso
- 1/2 cucharadita de sal
- 1/2 taza de mantequilla vegetariana
- 2-3 cucharadas de agua helada
- 1 cucharada de aceite de coco o vegetal
- 1/4 de taza de cebolla blanca, picada
- 1 taza de espárragos frescos, picados
- 3 cucharadas de tomates secos, picados
- 1 bloque de 14 onzas de tofu medio/fino, drenado
- 3 cucharadas de levadura nutricional
- 1 cucharada de leche no láctea
- 1 cucharada de harina para todo uso
- 1 cucharadita de cebolla picada deshidratada
- 2 cucharaditas de jugo de limón fresco
- 1 cucharadita de mostaza picante
- 1/2 cucharadita de sal marina
- 1/2 cucharadita de cúrcuma
- 1/2 cucharadita de humo líquido
- 3 cucharadas de albahaca fresca, picada
- 1/3 taza de queso mozzarella vegetariano
- Sal y pimienta, a gusto

Instrucciones:

1. Precalienta el horno a 350°F y engrasa las ollas para quiche de 4 x 5" y ponlas a un lado.
2. Coge un bol mediano y añade la harina y la sal. Revuelva bien.
3. Luego cortar la mantequilla en trozos y añadirla a la harina, frotando la harina con los dedos hasta que se parezca al pan rallado.
4. Añade el agua y enrolla juntos.
5. Enróllalo y colócalo en las bandejas de quiche.
6. Hornee durante 10 minutos, luego saque del horno y haga un lado.

7. Coloca una sartén a fuego medio, añade el aceite y luego las cebollas.
8. Cocina durante cinco minutos hasta que se ablande.
9. Añade los espárragos y los tomates y cocínalos durante 5 minutos más. Quítalo del fuego y ponlo a un lado.
10. Coge tu procesador de alimentos y añade el tofu, la levadura nutritiva, la leche, la harina, las cebollas, la cúrcuma, el humo líquido, el zumo de limón y la sal.
11. Batir hasta que esté suave y verterlo en un tazón.
12. Añade la mezcla de espárragos, la albahaca y el queso y revuelve bien.
13. Sazonar con sal y pimienta.
14. Ponga la cuchara en la corteza del pastel y vuelva a meterla en el horno durante 15-20 minutos hasta que esté lista y cocinada.
15. Retirar del horno, dejar enfriar durante 20 minutos y luego servir y disfrutar.

Valor nutritivo por porción: Calorías: 221, carbohidratos: 20g, Grasas: 12g, Proteínas: 4g

La receta del almuerzo: Tofu agridulce

Tiempo de preparación 40 minutos/ Tiempo de cocción 21 minutos/ Sirve 4

Ingredientes:

- Un paquete de 14 onzas de tofu extra firme, escurrido.
- 2 cucharadas de aceite de oliva
- 1 pimiento rojo grande, sin hueso, picado
- 1 pimiento verde grande, sin hueso, picado
- 1 cebolla blanca mediana, cortada en cubos
- 2 cucharadas de ajo picado
- ½ pulgadas de jengibre picado
- 1 taza de trozos de piña
- 1 cucharada de pasta de tomate
- 2 cucharadas de vinagre de arroz
- 2 cucharadas de salsa de soja baja en sodio
- 1 cucharadita de maicena
- 1 cucharada de coco o azúcar de caña
- Sal y pimienta al gusto

Instrucciones:

1. En un pequeño tazón, bate la maicena, la pasta de tomate, la salsa de soja, el vinagre y el azúcar.
2. Cortar el tofu en cubos de ¼ pulgadas, colocarlos en un tazón mediano y marinarlos en la mezcla de salsa de soja hasta que el tofu haya absorbido los sabores (hasta 3 horas).
3. Calentar una cucharada de aceite de oliva en una sartén a fuego alto y medio.
4. Añade los trozos de tofu y la mitad del adobo restante a la sartén, dejando el resto para más tarde.
5. Revuelva con frecuencia hasta que el tofu se cocine de color marrón dorado, aproximadamente 10-12 minutos. Retire el tofu del fuego y déjelo a un lado en un tazón de tamaño mediano.
6. Añade la otra cucharada de aceite de oliva a la misma sartén, luego el ajo y el jengibre; calienta durante un minuto.
7. Añade los pimientos y las cebollas. Revuelva hasta que las verduras se hayan ablandado, unos 5 minutos.

8. Vierta el adobo sobrante en la sartén con las verduras y caliéntelo hasta que la salsa se espese removiendo continuamente, unos 4 minutos.
9. Añade los trozos de piña y los cubos de tofu a la sartén mientras revuelves y sigue cocinando durante 3 minutos.
10. ¡Sirve y disfruta de inmediato, o deja que el tofu agridulce se enfríe y guárdalo para más tarde!

Valor nutritivo por porción: Calorías: 236, Carbohidratos: 24,3 g, Grasas: 11,5 g, Proteínas: 8,8 g.

Receta para la cena: Falafels de Tahini

Tiempo de preparación 30 minutos/ Tiempo de cocción 25 minutos/ Sirve 4

Ingredientes:

- 2 tazas de garbanzos secos
- ½ taza de frijoles negros secos
- 2 tazas de flores de brócoli
- 1 diente de ajo, picado
- 2 cucharaditas de comino
- 1 cdta. de aceite de oliva
- ½ cucharadita de jugo de limón
- ½ cdta. de pimentón
- ¼ cdta. cúrcuma
- Una pizca de sal
- 2 cucharadas de tahini.

Instrucciones:

1. Precalentar el horno a 400°F
2. Mientras tanto, coloca los ramilletes de brócoli en una gran sartén y rocíalos con el aceite de oliva y la sal.
3. Asar el brócoli a fuego medio-alto hasta que los flósculos estén tiernos y dorados, durante 5 a 10 minutos; dejarlos a un lado y dejarlos enfriar un poco.
4. Ponga el brócoli enfriado con todos los ingredientes restantes, excepto la tahina, en un procesador de alimentos. Mezclar a baja temperatura durante 2 o 3 minutos, hasta que la mayoría de los bultos grandes desaparezcan.
5. Forrar una bandeja de horno con papel de pergamino. Presiona la masa de falafel en 8 hamburguesas de igual tamaño, y colócalas separadas uniformemente en el pergamino.
6. Hornear los falafels hasta que estén marrones y crujientes por fuera, durante unos 10 o 15 minutos. Asegúrate de voltearlos a la mitad para asegurar una cocción uniforme.
7. Servir con tahini como cobertura, o, dejar que el falafel se enfríe y guardarlo para más tarde.

Valor nutritivo por porción: Calorías: 220, Carbohidratos: 28 g, Grasas: 7,3 g, Proteínas: 10,5 g.

Receta de postres y bocadillos: Helado de mantequilla de maní

Tiempo de preparación: 20 minutos/ Tiempo de cocción: 8 horas/ Sirve: 30

Ingredientes:

- 1 taza de chispas de chocolate negro
- 3 latas de crema de coco, divididas
- ¼ taza de mantequilla de maní
- ½ taza de azúcar granulada
- 2 cucharaditas de extracto de vainilla
- ¼ cucharadita de sal
- ¼ taza de migas de galletas graham

Instrucciones:

1. Reservar ½ taza de la crema de coco y añadir el resto a la licuadora junto con la mantequilla de cacahuete, el azúcar, el extracto de vainilla y la sal.
2. Mezclar hasta que esté suave y congelar la mezcla durante 2 horas.
3. Calienta el resto de la taza de ½ de la crema de coco en una pequeña olla a fuego lento hasta que empiece a hervir.
4. Retira la olla del fuego y añade los trozos de chocolate a la crema de coco.
5. Déjalo reposar durante 5 minutos y luego revuelve la mezcla para combinar el chocolate y la crema. Las chispas de chocolate deberían estar completamente ablandadas en este punto.
6. Deje que la mezcla se enfríe a temperatura ambiente.
7. Mientras tanto, saca la mezcla congelada y mézclala con la mezcla de chocolate y crema de coco y las migas de galletas graham en un bol.
8. Deje enfriar durante 8 horas en el refrigerador.
9. Saca y sirve frío.

Valores nutricionales por porción: Calorías 154, Grasas 11.9 g, Carbohidratos 12.5 g, Proteínas 2.1 g

DÍA 6

Receta de desayuno: Waffles de jengibre

Tiempo de preparación 30 minutos/ Tiempo de cocción 20 minutos/ Sirve 6

Ingredientes

- 1 harina de escanda
- 1 cucharada de semillas de lino, molidas
- 2 cucharaditas de polvo de hornear
- 1/4 de cucharadita de bicarbonato de sodio
- 1/4 de cucharadita de sal
- 1 1/2 cucharaditas de canela, molida
- 2 cucharaditas de jengibre molido
- 4 cucharadas de azúcar de coco
- 1 taza de leche no láctea
- 1 cucharada de vinagre de sidra de manzana
- 2 cucharadas de melaza de correa negra
- 1½ cucharadas de aceite de oliva

Instrucciones:

1. Encuentra tu plancha de gofres, aceite generosamente y precalienta.
2. Busca un bol grande y añade los ingredientes secos. Revuelvan bien juntos.
3. Ponga los ingredientes húmedos en otro tazón y revuélvalos hasta que se combinen.
4. Añade lo húmedo a lo seco y luego revuelve hasta que se combinen.
5. Vierta la mezcla en la plancha de gofres y cocine a temperatura media durante 20 minutos.
6. Abrir con cuidado y quitar.
7. Sirva y disfrute.

Valor nutritivo por porción: Calorías: 173, carbohidratos: 29g, Grasas: 5g, Proteínas: 3g

La receta del almuerzo: Camotes rellenos

Tiempo de preparación 30 minutos/ Tiempo de cocción 1 hora 16 minutos/ Sirve 3

Ingredientes:

- ½ taza de frijoles negros secos
- 3 batatas pequeñas o medianas
- 2 cucharadas de aceite
- 1 pimiento rojo, sin hueso, picado
- 1 pimiento verde grande, sin hueso, picado
- Una pequeña cebolla amarilla dulce, picada
- 2 cucharadas de ajo, picado o en polvo
- Paquete de 18 onzas de tempeh, cortado en cubos de ¼".
- ½ taza de salsa marinara
- ½ taza de agua
- 1 cucharada de chile en polvo
- 1 cucharadita de perejil
- ½ tsp. cayena
- Sal y pimienta al gusto

Instrucciones:

1. Precaliente el horno a 400°F.
2. Usando un tenedor, haga varios agujeros en la piel de las batatas.
3. Envuelva los boniatos con papel de aluminio y póngalos en el horno hasta que estén suaves y tiernos, o durante unos 45 minutos.
4. Mientras se cocinan los boniatos, calienta el aceite en una sartén profunda a fuego medio-alto. Añade las cebollas, los pimientos y el ajo, y cocina hasta que las cebollas estén blandas, durante unos 10 minutos.
5. Añade el agua, junto con los frijoles cocidos, la salsa marinara, el chile en polvo, el perejil y la pimienta. Hervir la mezcla y luego bajar el fuego a medio o bajo. Deje que la mezcla se cocine a fuego lento hasta que el líquido se haya espesado, durante unos 15 minutos.
6. Añade los cubos de tempeh cortados en cubos y caliéntalos hasta que se calienten, alrededor de 1 minuto.
7. Mezcla la pimienta y la sal a gusto.

8. Cuando las papas estén listas para hornear, sáquenlas del horno. Corta una rendija en la parte superior de cada una, pero no partas las patatas por la mitad.
9. Cubre cada patata con una cucharada de la mezcla de judías, verduras y tempeh. Ponga las patatas rellenas de nuevo en el horno caliente durante unos 5 minutos.
10. ¡Servir después de enfriar durante unos minutos, o, guardar para otro día!

Valor nutritivo por porción: Calorías: 498, Carbohidratos: 55,7 g, Grasas: 17,1 g, Proteínas: 20,7 g.

Receta para la cena: Tazón de Buda de Tempeh cubano

Tiempo de preparación 15 minutos/ Tiempo de cocción 15 minutos/ Sirve 5

Ingredientes:

- 1 taza de arroz basmati
- 1 taza de frijoles negros secos
- Un paquete de 14 onzas de tempeh, cortado en rodajas finas.
- 1 taza de agua
- 2 cucharaditas de chile en polvo
- 1 cucharadita de jugo de limón
- 1¼ tsp. comino
- 1 pizca de sal
- 1 cucharadita de cúrcuma
- 2 cucharadas de aceite de coco
- 1 aguacate mediano, deshuesado, pelado, cortado en cubos.

Instrucciones:

1. Mezcla el caldo de verduras, el chile en polvo, el comino, la cúrcuma, la sal y el jugo de lima en un tazón grande.
2. Añade el tempeh y déjalo marinar en la nevera hasta 3 horas.
3. Calentar una sartén con el aceite de coco a fuego medio-alto y añadir el tempeh con los jugos del marinado.
4. Poner todo a hervir, bajar el fuego y cocinar a fuego lento hasta que el caldo haya desaparecido, de 10 a 15 minutos.
5. Sirva el tempeh en un bol con una cucharada de arroz, y ponga encima los frijoles negros cocidos y el aguacate cortado en cubitos.

Valor nutritivo por porción: Calorías: 343, Carbohidratos: 27,4 g, Grasas: 18,3 g, Proteínas: 17,1 g.

Receta de postres y bocadillos: El batido de la 'Máquina Verde'

Tiempo de preparación 3 minutos/ Sirve 2

Ingredientes

- 1 taza de espinacas
- ½ taza de brócoli
- 2 ramas de apio
- 4 cucharadas de coco seco
- 1 banana
- 1 cucharada de polvo de proteína vegana sin sabor
- 300 ml de leche, almendra, avena o coco
- 150-300ml de agua

Instrucciones:

1. Poner todo en una licuadora y hacer un bombardeo...
2. Viértelo en vasos y sírvelo.

Valor nutritivo por porción: Calorías 243, Carbohidratos 27 g, Grasas 10 g, Proteínas 14 g

DÍA 7

Receta de desayuno: Pan de fresa y plátano delgado

Tiempo de preparación 30 minutos/ Tiempo de cocción 10 minutos/ Sirve 24

Ingredientes

- 1 taza de puré de plátanos maduros
- 2/3 taza de leche de coco
- 3 cucharadas de jarabe de arce
- 2 1/2 cucharadas de semillas de chía
- 2 cucharadas de aceite de coco, derretido
- 1 cucharada de vainilla
- 1 1/4 taza de harina para todo uso
- 2 1/2 cucharaditas de polvo de hornear
- 1 cucharada de canela
- 1 taza de fresas frescas finamente picadas

Instrucciones:

1. Precalentar el horno a 350°F y engrasar una lata de 24 cuentas de mini-carga.
2. Toma un tazón grande y añade los plátanos, la leche de coco, el jarabe de arce, la chía, el aceite de coco y la vainilla.
3. Revuelva bien y luego déjelo reposar durante cinco minutos.
4. Toma otro tazón y añade la harina, el polvo de hornear y la canela. Revuelva y luego agregue a los ingredientes húmedos.
5. Añade las fresas y dóblalas.
6. Dividir entre los moldes de panecillos y hornear durante 10 minutos hasta que estén bien cocidos.
7. Sacar del horno y rociar con crema de coco y semillas de chía.
8. Sirva y disfrute.

Valor nutritivo por porción: Calorías: 87, carbohidratos: 14g, Grasas: 3g, Proteínas: 1g

La receta del almuerzo: Quesadillas de batata

Tiempo de preparación 30 minutos/ Tiempo de cocción 1 hora 9 minutos/ Sirve 3

Ingredientes:

- 1 taza de frijoles negros secos
- ½ taza de arroz seco de elección
- 1 camote grande, pelado y cortado en cubos.
- ½ taza de salsa
- 3-6 envoltorios de tortilla
- 1 cucharada de aceite de oliva
- ½ cdta. polvo, ajo
- ½ cdta. polvo de cebolla
- ½ cdta. de pimentón

Instrucciones:

1. Precaliente el horno a 350°F.
2. Forrar una bandeja de horno con papel de pergamino.
3. Corta la batata en cubos de ½ pulgadas y rocíalos con aceite de oliva. Transfiere los cubos a la bandeja de hornear.
4. Ponga la cacerola en el horno y hornee las patatas hasta que estén tiernas, durante una hora.
5. Deje que las patatas se enfríen durante 5 minutos y luego añádalas a un bol grande con la salsa y el arroz cocido. Utiliza un tenedor para triturar los ingredientes hasta obtener una mezcla bien combinada.
6. Calentar una cacerola a fuego medio-alto y añadir la mezcla de patatas/arroz, judías negras cocidas y especias a la cacerola.
7. Cocina todo durante unos 5 minutos o hasta que se haya calentado por completo.
8. Tome otra sartén y póngala a fuego medio-bajo. Coloca una tortilla en la sartén y llena la mitad con una cucharada colmada de la mezcla de patatas, judías y arroz.
9. Dobla la tortilla por la mitad para cubrir el relleno, y cocina la tortilla hasta que ambos lados estén dorados, unos 4 minutos por cada lado.
10. Sirve las tortillas con un poco de salsa adicional a un lado.

Valor nutritivo por porción: Calorías: 329, Carbohidratos: 54,8 g, Grasas: 7,5 g, Proteínas: 10,6 g.

Receta para la cena: Tazones de enchilada horneados

Tiempo de preparación 60 minutos/ Tiempo de cocción 45 minutos/ Sirve 4

Ingredientes:

- 1 taza de frijoles negros secos
- 1 batata grande
- 4 cucharadas de aceite de oliva
- 2 tazas de salsa para enchiladas
- 1 pimiento verde, fresco o una mezcla roja/verde congelada
- ½ cebolla púrpura, picada
- Un paquete de 14 onzas de tofu firme.
- ½ taza de anacardos, picados
- 1 cucharadita de comino
- 1 cdta. de pimentón
- 1 cdta. de polvo, ajo
- 1 cdta. de sal
- ½ taza de queso vegetariano
- 1 cucharada de jalapeños picados

Instrucciones:

1. Precalentar el horno a 400°F
2. Cortar las batatas en cubos de ¼ pulgadas y colocarlas en un recipiente con 2 cucharadas de aceite de oliva, la ½ cucharadita de sal y el ajo en polvo. Mezclar bien y asegurarse de que las batatas se cubran uniformemente.
3. Coloca las patatas dulces en una bandeja de hornear. Coloca el molde en el horno y hornea hasta que los cubos de patata empiecen a ablandarse, durante 15-20 minutos.
4. Mientras tanto, corta el pimiento, la cebolla y el tofu en cubos de ¼ pulgadas y colócalos en el recipiente previamente utilizado con el resto del aceite de oliva, los anacardos y la cucharadita de sal de ½.
5. Revuelva los ingredientes a fondo para asegurarse de que todo vuelva a estar cubierto uniformemente.
6. Después de sacar las papas del horno, agregue el tofu, los pimientos y las cebollas a la bandeja de hornear y revuelva hasta que se combinen.

7. Ponga la bandeja de hornear de nuevo en el horno durante 10 minutos, hasta que las cebollas estén doradas y los pimientos estén suaves.
8. Del horno, saca la sartén y coloca el contenido en una cacerola.
9. Añade las judías negras cocidas, la salsa para enchiladas y las especias a la cazuela, mezclando todo hasta que se distribuya uniformemente.
10. Cubrir con una capa de queso vegetariano y volver al horno hasta que se derrita, unos 15 minutos.
11. Sirva en un tazón con los jalapeños opcionales si lo desea, o guárdelo para más tarde.

Valor nutritivo por porción: Calorías: 417, Carbohidratos: 34,6 g, Grasas: 27,1 g, Proteínas: 15,6 g.

Receta de postres y bocadillos: Yogur de coco Pudín de Chia

Tiempo de preparación: 5 minutos/ Tiempo de cocción: 0 minutos/ Sirve: 1

Ingredientes:

- ½ taza de yogur de vainilla y coco
- 2 cucharadas de semillas de chía
- 3 cucharadas de leche de almendra

Instrucciones:

1. Mezcla todos los ingredientes en un tazón hasta que estén bien combinados.
2. Colóquelo en el congelador durante una hora o durante la noche.
3. Cuando se espese, pongan sus guarniciones favoritas y sirvan.

Valores nutricionales por porción: Calorías 202, Grasa 15.5 g, Carbohidratos 15.4 g, Proteínas 2.7 g

DÍA 8

Receta de desayuno: Garbanzos griegos en tostadas

Tiempo de preparación 30 minutos/ Tiempo de cocción 5 minutos/ Sirve 2

Ingredientes

- 2 cucharadas de aceite de oliva
- 3 chalotas pequeñas, finamente cortadas
- 2 dientes de ajo grandes, finamente cortados.
- ¼ cucharadita de pimentón ahumado
- ½ cucharadita de pimentón dulce
- ½ cucharadita de canela
- ½ cucharadita de sal
- ½-1 cucharadita de azúcar, a gusto
- Pimienta negra, a gusto
- 1 lata de 14 onzas de tomates ciruela...
- 2 tazas de garbanzos cocidos
- 4-6 rebanadas de pan crujiente, tostado
- Perejil fresco y eneldo
- Aceitunas deshuesadas de Kalamata

Instrucciones:

1. Ponga una sartén a fuego medio y añada el aceite.
2. Añade los chalotes a la sartén y cocínalos durante cinco minutos hasta que estén blandos.
3. Añade el ajo y cocínalo durante un minuto más y luego añade las otras especias a la sartén.
4. Revuelva bien y añada los tomates.
5. Bajen el fuego y cocinen a fuego lento hasta que la salsa se espese.
6. Añade los garbanzos y caliéntalos.
7. Sazonar con el azúcar, la sal y la pimienta y luego servir y disfrutar.

Valor nutritivo por porción: Calorías: 709, carbohidratos: 85g, Grasa: 29g, Proteína: 19g

La receta del almuerzo: Satay Tempeh con arroz de coliflor

Tiempo de preparación 60 minutos/ Tiempo de cocción 15 minutos/ Sirve 4

Ingredientes:

- ¼ taza de agua
- 4 cucharadas de mantequilla de maní
- 3 cucharadas de salsa de soja baja en sodio
- 2 cucharadas de azúcar de coco
- 1 diente de ajo, picado
- ½ pulgadas de jengibre, picado
- 2 cdtas. de vinagre de arroz
- 1 cucharadita de copos de pimiento rojo
- 4 cucharadas de aceite de oliva
- 2 paquetes de 8 onzas de tempeh, drenados
- 2 tazas de arroz con coliflor
- 1 taza de col morada, cortada en cubos
- 1 cucharada de aceite de sésamo
- 1 cucharadita de néctar de agave

Instrucciones:

1. Toma un tazón grande, combina todos los ingredientes para la salsa, y luego bate hasta que la mezcla esté suave y los grumos se hayan disuelto.
2. Corta el tempeh en cubos de ½ pulgadas y ponlos en la salsa, revolviendo para asegurar que los cubos se cubran completamente.
3. Ponga el tazón en el refrigerador para marinar el tempeh por hasta 3 horas.
4. Antes de que el tempeh termine de marinarse, precalienta el horno a 400°F.
5. Extienda el tempeh en una hoja para hornear forrada con papel pergamino o ligeramente engrasada con aceite de oliva.
6. Hornea los cubos marinados hasta que estén dorados y crujientes, unos 15 minutos.
7. Calentar el arroz con coliflor en una cacerola con 2 cucharadas de aceite de oliva a fuego medio hasta que esté caliente.
8. Enjuague el gran tazón con agua, y luego mezcle la col, el aceite de sésamo y el agave.

9. Sirva una cucharada de arroz de coliflor cubierto con la col marinada y el tempeh cocido en un plato o en un bol y disfrute. O, guardarlo para más tarde.

Valor nutritivo por porción: Calorías: 531, Carbohidratos: 31,7 g, Grasas: 33 g, Proteínas: 27,6 g.

Receta para la cena: Brócoli y champiñones salteados

Tiempo de preparación 30 minutos/ Tiempo de cocción 2 minutos/ Sirve 4

Ingredientes

- 2 tazas de brócoli, cortado en pequeños ramilletes
- 1/4 de taza de cebolla roja, picada en pequeño
- 3 dientes de ajo, picados
- 2 tazas de champiñones en rodajas
- 1/4 de cucharadita de pimienta roja, machacada
- 2 cucharaditas de jengibre fresco rallado
- 1 cucharada de aceite de oliva
- ¼ taza de agua o caldo
- 1/2 taza de zanahoria rallada
- 1/4 de taza de anacardos
- 2 cucharadas de vinagre de vino de arroz
- 2 cucharadas de salsa de soja
- 1 cucharada de azúcar de coco
- 1 cucharada de semillas de sésamo

Instrucciones:

1. Ponga una sartén grande a fuego medio y añada el aceite de oliva.
2. Añade el brócoli, la cebolla, el ajo, los champiñones, el pimiento rojo, el jengibre y el agua.
3. Cocina hasta que las verduras estén blandas.
4. Añade las zanahorias, los anacardos, el vinagre, la soja y el azúcar de coco. Revuelva bien y cocine por 2 minutos.
5. Espolvorear con semillas de sésamo y luego servir y disfrutar.

Valor nutritivo por porción: Calorías: 133, carbohidratos: 9g, Grasa: 8g, Proteína: 6g

Receta de postres y bocadillos: Fudge

Tiempo de preparación: 10 minutos/ Tiempo de cocción: 5 minutos/ Sirve: 18

Ingredientes:

- 1 taza de chispas de chocolate vegetariano
- ½ taza de leche de soja

Instrucciones:

1. Forre una sartén de 8 pulgadas con papel encerado. Aparta. Deje espacio en el refrigerador para este plato, ya que lo necesitará más tarde.
2. Derretir las chispas de chocolate en una olla doble o añadir el chocolate y la almendra untada a un tazón mediano, apto para microondas. Derrítelo en el microondas en incrementos de 20 segundos hasta que el chocolate se derrita. Entre cada ráfaga de 20 segundos, revuelva el chocolate hasta que esté suave.
3. Vierta la mezcla de chocolate derretido en la sartén forrada. Golpee los lados de la sartén para asegurarse de que la mezcla se extienda en una capa uniforme. Alternativamente, usa una cuchara para hacer remolinos en la parte superior.
4. Mueva la sartén al refrigerador hasta que esté firme. Saque la sartén del refrigerador y corte el dulce de leche en 18 cuadrados.

Valores nutricionales por porción: Calorías 21, Grasa 1.2 g, Carbohidratos 2.2 g, Proteínas 0.2 g

DÍA 9

Receta de desayuno: Garbanzos asados

Tiempo de preparación: 10 minutos/ Tiempo de cocción: 25 minutos/
Sirve: 4

Ingredientes:

- 1 lata de garbanzos, enjuagados y escurridos
- 2 cucharaditas de jugo de limón recién exprimido
- 2 cucharaditas de tamari
- ½ cucharadita de romero fresco, picado
- 1/8 cucharadita de sal marina
- 1/8 cucharadita de jarabe de arce puro o néctar de agave

Instrucciones:

1. Precaliente la estufa a 400°F. Forrar una hoja de hornear con papel de pergamino.
2. Mezcle todos los ingredientes y esparza los garbanzos en la bandeja de hornear.
3. Asar durante unos 25 minutos, revolviendo los garbanzos cada 5 minutos más o menos. Nota, hasta que el tamari y el jugo de limón se sequen, los garbanzos parecerán delicados, no crujientes.
4. Servir caliente o a temperatura ambiente.

Valores nutricionales por porción: Calorías 290, Grasa 10.2 g, Carbohidratos 40.3 g, Proteínas 10.9 g

La receta del almuerzo: Envolturas de Tofu Teriyaki

Tiempo de preparación 30 minutos/ Tiempo de cocción 15 minutos/ Sirve 3

Ingredientes:

- 1 14-oz. escurrido, paquete de tofu extra firme
- 1 cebolla blanca pequeña, cortada en cubitos
- ½ piña, pelada, sin corazón
- ¼ taza de salsa de soja
- 2 cucharadas de aceite de sésamo
- 1 diente de ajo, picado
- 1 cucharada de azúcar de coco
- 3-6 hojas de lechuga grandes
- 1 cucharada de semillas de sésamo tostadas
- Sal y pimienta al gusto

Instrucciones:

1. Tome un tazón mediano y mezcle la salsa de soja, el aceite de sésamo, el azúcar de coco y el ajo.
2. Cortar el tofu en cubos de ½ pulgadas, colocarlos en el tazón, y transferir el tazón al refrigerador para marinar, hasta 3 horas.
3. Mientras tanto, corta la piña en anillos o cubos.
4. Después de que el tofu esté adecuadamente marinado, coloque una sartén grande a fuego medio y vierta el tofu con el resto del adobo, los cubos de piña y las cebollas picadas; revuelva.
5. Añade sal y pimienta al gusto, asegurándote de revolver los ingredientes frecuentemente, y cocina hasta que las cebollas estén suaves y translúcidas, unos 15 minutos.
6. Divide la mezcla entre las hojas de lechuga y cubre con una pizca de semillas de sésamo tostadas.
7. Sirva de inmediato, o guarde la mezcla y las hojas de lechuga por separado.

Valor nutritivo por porción: Calorías: 259, Carbohidratos: 20,5 g, Grasas: 15,4 g, Proteínas: 12,1 g

Receta para la cena: Tempeh glaseado de arce con quinoa y col rizada

Tiempo de preparación 40 minutos/ Tiempo de cocción 30 minutos/ Sirve 4

Ingredientes

- 1 taza de quinoa
- 1 1/2 tazas de caldo vegetal
- 8 oz. de tempeh, en cubos
- 2 cucharadas de jarabe de arce puro
- 3 cucharadas de arándanos secos
- 1 cucharada de tomillo fresco picado
- 1 cucharada de romero fresco picado
- 1 cucharada de aceite de oliva
- Jugo de una naranja
- 1 diente de ajo, picado
- 4 oz. de col rizada, picada

Instrucciones:

1. Precaliente el horno a 400°F y forre una bandeja de hornear con papel pergamino.
2. Añade el caldo a una cacerola y ponlo a fuego medio. Llevar a ebullición y añadir la quinoa.
3. Reduzca el calor, cúbralo y cocine a fuego lento durante 15 minutos hasta que se cocine.
4. Toma un tazón mediano, agrega el tempeh y vierte el jarabe de arce y revuelve bien hasta que se combinen.
5. Coloca el tempeh en la bandeja de hornear y ponlo en el horno durante 15 minutos hasta que se dore.
6. Mientras tanto, coge un bol grande y añade el resto de los ingredientes. Revuelva bien para combinar.
7. Añade la quinoa y el tempeh cocido, sazona bien con sal y pimienta.
8. Sirva y disfrute.

Valor nutritivo por porción: Calorías: 321, carbohidratos: 35g, Grasas: 12g, Proteínas: 16g

Receta de postres y bocadillos: Brownie de chocolate de aguacate

Tiempo de preparación 45 minutos/ Tiempo de cocción 30 minutos/ Sirve 12

Ingredientes

- 3 grandes plátanos demasiado maduros
- 1 aguacate mediano, maduro pero no marrón
- 1 taza de mantequilla de maní natural crujiente
- 1 cucharadita de vainilla
- 1/2 taza de polvo de cacao
- 1/4 de taza de harina de almendra
- 1/2 taza de mijo
- 1/4 taza de plumillas de cacao
- 1/2 taza de trozos de nuez

Instrucciones:

1. Precaliente su horno a 350°F y forre una bandeja de hornear de 8 x 8" con papel pergamino.
2. Coge un bol grande y añade el plátano y el aguacate. Macerar bien con un tenedor.
3. Añade la mantequilla de maní y la vainilla y revuelve bien hasta que esté suave.
4. Añade el cacao, la harina de almendras, el mijo, los trozos de cacao y las nueces. Revuelva bien hasta que se combinen.
5. Viértelo en la bandeja de hornear y méttelo en el horno durante 30 minutos hasta que esté en el medio.
6. Sáquelo del horno y déjelo enfriar durante varias horas.
7. Sirva y disfrute.

Valor nutritivo por porción: Calorías: 240, carbohidratos: 17g, Grasas: 16g, Proteínas: 8g

DÍA 10

Receta de desayuno: Revuelto de Tempeh de papas dulces ahumadas

Tiempo de preparación 17 minutos/ Tiempo de cocción 13 minutos/ Sirve 8

Ingredientes

- 2 cucharadas de aceite de oliva
- 1 papa dulce pequeña, finamente picada
- 1 cebolla pequeña cortada en cubitos
- 2 dientes de ajo
- 8 oz. paquete tempeh desmoronado
- 1 pimiento rojo pequeño cortado en dados
- 1 cucharada de salsa de soja
- 1 cucharada de comino molido
- 1 cucharada de pimentón, ahumado
- 1 cucharada de jarabe de arce
- Jugo de limón
- 1 rebanada de aguacate
- 2 cebolletas picadas
- 4 tortillas
- Salsa picante

Instrucciones:

1. Coloca una sartén a fuego medio y añade el aceite.
2. Añade las patatas dulces y cocínalas durante cinco minutos hasta que se ablanden.
3. Añade la cebolla y cocínala otros cinco minutos hasta que se ablande.
4. Revuelva el ajo y cocine por un minuto.
5. Añade el tempeh, la pimienta, el comino, la soja, el arce, el pimentón y el zumo de limón y cocina durante 2 minutos.
6. Sirve con los extras opcionales y luego disfruta.

Valor nutritivo por porción: Calorías: 276, carbohidratos: 27g, Grasas: 15g, Proteínas: 13g

La receta del almuerzo: Tofu y frijoles Tex-Mex

Tiempo de preparación 25 minutos/ Tiempo de cocción 12 minutos/ Sirve 2

Ingredientes:

- 1 taza de frijoles negros secos
- 1 taza de arroz integral seco
- Un paquete de 14 onzas de tofu firme, drenado
- 2 cucharadas de aceite de oliva
- 1 cebolla morada pequeña, cortada en cubitos
- 1 aguacate mediano, sin hueso, pelado
- 1 diente de ajo, picado
- 1 cucharada de jugo de lima
- 2 cucharaditas de comino
- 2 cucharaditas de pimentón
- 1 cucharadita de chile en polvo
- Sal y pimienta al gusto

Instrucciones:

1. Cortar el tofu en cubos de ½ pulgadas.
2. Calienta el aceite de oliva en una gran sartén a fuego fuerte. Añade las cebollas picadas y cocínalas hasta que estén blandas, durante unos 5 minutos.
3. Añade el tofu y cocina 2 minutos más, volteando los cubos con frecuencia.
4. Mientras tanto, corta el aguacate en rodajas finas y déjalo a un lado.
5. Baja el fuego a medio y mezcla el ajo, el comino y las judías negras cocidas.
6. Revuelva hasta que todo se incorpore completamente, y luego cocine por 5 minutos.
7. Añade las especias restantes y el jugo de limón a la mezcla en la sartén. Mezcla bien y retira la sartén del fuego.
8. Sirva el tofu Tex-Mex y los frijoles con una cucharada de arroz y adorne con el aguacate fresco.
9. Disfrútelo inmediatamente o guarde el arroz, el aguacate y la mezcla de tofu por separado.

Valor nutritivo por porción: Calorías: 315, Carbohidratos: 27,8 g, Grasas: 17 g, Proteínas: 12,7 g.

Receta para la cena: Chili de cocción lenta

Tiempo de preparación 30 minutos / Tiempo de cocción 9 horas / Sirve 12

Ingredientes

- 3 tazas de frijoles pintos secos
- 1 cebolla grande, picada
- 3 pimientos, picados
- 8 jalapeños verdes grandes
- 2 latas de 14,5 onzas de tomates cortados en dados
- 1 cucharada de chile en polvo
- 2 cucharadas de copos de orégano
- 1 cucharada de polvo de comino
- 1 cucharada de ajo en polvo
- 3 hojas de laurel, recién molidas
- 1 cucharadita de pimienta negra molida
- 1 cucharada de sal marina

Instrucciones:

1. Coloca los frijoles en una cacerola grande, cúbrelos con agua y déjalos en remojo toda la noche.
2. A la mañana siguiente, escurrir y transferir a una olla de cocción lenta de 6 cuartos.
3. Cúbrelo con la sal y dos pulgadas de agua. Cocina en alto durante 6 horas hasta que se ablande.
4. Escurra los frijoles y añada los otros ingredientes. Revuelva bien para combinar.
5. Cúbrelo y cocínalo por otras 3 horas en alto.
6. Sirva y disfrute.

Valor nutritivo por porción: Calorías: 216, carbohidratos: 30g, Grasas: 1g, Proteínas: 12g

Receta de postres y bocadillos: Tarta de queso de arándanos con limón crudo y vegano

Tiempo de preparación: 10 minutos.

Ingredientes

Para la corteza...

- 2 tazas de almendras crudas
- 2 tazas de dátiles picados y sin hueso
- 1/2 taza de polvo de cacao crudo

Para el relleno...

- 3 tazas de anacardos crudos (remojados durante 2 horas)
- 1 1/2 taza de arándanos frescos
- 1 taza de aceite de coco
- 3/4 de taza de agave crudo
- 1/2 taza de jugo de limón fresco
- 1/2 taza de agua filtrada
- 1 cucharada de cáscara de limón
- 1 cucharadita de extracto de vainilla
- Pellizcar la sal marina celta

Instrucciones:

1. Coge tu procesador de alimentos y añade las almendras, los dátiles y el polvo de cacao. Silba hasta que se combinen.
2. Usa tus manos para enrollar esta mezcla en una bola.
3. Engrasar un molde de torta de 9 pulgadas con aceite y luego presionar la corteza en el fondo.
4. Limpia la licuadora, añade los ingredientes de relleno y bate hasta que esté suave.
5. Vierta el relleno en la lata.
6. Cúbrelo con papel de aluminio y luego ponlo en el congelador de 5 a 10 horas hasta que esté listo.

Valor nutritivo por porción: Calorías: 262, carbohidratos: 8g, Grasas: 23g, Proteínas: 5g

DÍA 11

Receta de desayuno: Tortilla de garbanzos esponjosos

Tiempo de preparación 20 minutos/ Tiempo de cocción 7 minutos/ Sirve 1

Ingredientes

- 1/4 de taza de harina de besan
- 1 cucharada de levadura nutricional
- 1/2 cucharadita de poder de cocción
- 1/4 de cucharadita de cúrcuma
- 1/2 cucharadita de cebollino picado
- 1/4 de cucharadita de ajo en polvo
- 1/8 de cucharadita de pimienta negra
- 1/2 cucharadita de sustituto de huevo Ener-G
- 1/4 de taza + 1 cucharada de agua
- Verdes frondosos, desgarrados con las manos
- Vegetales
- Salsa
- Ketchup
- Salsa picante
- Perejil

Instrucciones:

1. Agarra un tazón mediano y combina todos los ingredientes excepto las verduras y los vegetales. Deje que se quede de pie durante cinco minutos.
2. Coloca una sartén a fuego medio y añade el aceite.
3. Vierta la masa en la sartén, extiéndala y cocínela durante 3-5 minutos hasta que los bordes se separen de la sartén.
4. Añade las verduras y los vegetales de tu elección y luego dobla la tortilla.
5. Cocina durante 2 minutos más y luego ponlo en un plato.
6. Servir con el ingrediente que elija.
7. Sirva y disfrute.

Valor nutritivo por porción: Calorías: 439, carbohidratos: 71g, Grasas: 8g, Proteínas: 12g

La receta del almuerzo: Fajitas vegetarianas

Tiempo de preparación 30 minutos/ Tiempo de cocción 19 minutos/ Sirve 6

Ingredientes:

- 1 taza de frijoles negros secos
- 1 pimiento verde grande, sin semillas, cortado en cubos.
- 1 chile poblano, sin semillas, cortado en rebanadas finas
- 1 aguacate grande, pelado, deshuesado, machacado
- 1 cebolla dulce mediana, picada
- 3 setas portobello grandes
- 2 cucharadas de aceite de oliva
- 6 envoltorios de tortilla
- 1 cucharadita de jugo de limón
- 1 cucharadita de chile en polvo
- 1 cdta. de polvo de ajo
- ¼ cucharadita de pimienta de cayena
- Sal al gusto

Instrucciones:

1. Prepara los frijoles negros según el método.
2. Calienta una cucharada de aceite de oliva en una sartén grande a fuego fuerte.
3. Añade los pimientos, el chile poblano y la mitad de las cebollas.
4. Mezclar el chile en polvo, el ajo en polvo y la pimienta de cayena; añadir sal a gusto.
5. Cocina las verduras hasta que estén tiernas y doradas, unos 10 minutos.
6. Añade las judías negras y continúa cocinando durante 2 minutos más; luego retira la sartén de la estufa.
7. Añade las setas portobello a la sartén y baja el fuego a bajo. Espolvorea los hongos con sal.
8. Revuelva los ingredientes a menudo, y cocine hasta que los hongos hayan disminuido a la mitad de su tamaño, alrededor de 7 minutos. Retire la sartén del fuego.
9. Mezcla el aguacate, la cucharada de aceite de oliva restante y las cebollas restantes en un pequeño tazón para hacer un simple guacamole. Mezcla el jugo de lima y añade sal y pimienta al gusto.

10. Esparce el guacamole en una tortilla con una cuchara y luego cúbrela con una generosa cucharada de la mezcla de hongos.
11. Sirva y disfrute de inmediato, o, deje que las tortillas preparadas se enfríen y envuélvalas en toallas de papel para almacenarlas!

Valor nutritivo por porción: Calorías: 264, Carbohidratos: 27.7 g, Grasas: 14 g. Proteínas: 6.8 g

Receta para la cena: Carne molida con salsa de tomate marinara

Tiempo de preparación 40 minutos/ Tiempo de cocción 30 minutos/ Sirve 10

Ingredientes

- 1 taza de quinoa enjuagada
- 2 tazas de caldo, de verduras
- 1/2 cucharadita de pimienta, negra
- Sal, 1/2 cucharadita
- 1 taza de nueces crudas, cortadas finamente
- 3 cucharadas de pasta de tomate
- 1 cucharada. Levadura, nutricional
- Salsa
- 1/4 cucharadita de polvo, ajo
- 2 cucharaditas de polvo, chile
- 2 cucharaditas de comino
- 1/2 taza de salsa marinara, vegetariana
- 1/4 cucharadita de polvo, ajo
- 2 cucharaditas de orégano, seco

Instrucciones:

1. Tome una sartén mediana y añada el caldo, la quinoa, la pimienta y la sal.
2. Cúbrete y ponte a hervir.
3. Reduzca el calor y cocine durante 15 minutos hasta que esté esponjoso.
4. Cúbrelo con la tapa y déjalo reposar durante 5 minutos.
5. Calienta el horno a 400°F y cubre una hoja de hornear con papel pergamino.
6. Quita la tapa de la quinoa y añade los ingredientes restantes. Mezclar para combinar.
7. Extiende la quinoa en una bandeja de hornear y hornea durante 15 minutos.
8. Sáquelo del horno y sírvalo y disfrute.

Valor nutritivo por porción: Calorías: 91, carbohidratos: 11g, Grasa: 3g, Proteína: 4g

Receta de postres y bocadillos: Batido de café y cacao dulce

Tiempo de preparación 3 minutos/ Sirve 2

Ingredientes

- 2 cucharaditas de café
- ½ a Banana
- 300 ml de leche de almendra
- 1 cucharadita de mantequilla de anacardo
- 2 cucharaditas de polvo de cacao
- 1 cucharadita de jarabe de arce
- 1 cucharada de polvo de proteína vegana
- Chocolate o vainilla

Instrucciones:

1. Poner todo en una licuadora y hacer un bombardeo...
2. Viértelo en vasos y sírvelo.

Valor nutritivo por porción: Calorías 250, Grasas 8 g, Proteínas 14 g, Carbohidratos 29 g

DÍA 12

Receta de desayuno: Tostada de humus fácil

Tiempo de preparación 10 minutos/ Tiempo de cocción 0 minutos/ Sirve 1

Ingredientes

- 2 rebanadas de pan de trigo, germinadas
- 1/4 de taza de humus
- 1 cucharada de semillas de cáñamo
- 1 cucharada de semillas de girasol sin sal y tostadas

Instrucciones:

1. Empieza por tostar tu pan.
2. Cubre con el humus y las semillas y luego come.

Valor nutritivo por porción: Calorías: 316, carbohidratos: 13g, Grasa: 16g, Proteína: 19g

La receta del almuerzo: Tofu Cacciatore

Tiempo de preparación 45 minutos/ Tiempo de cocción 35 minutos/ Sirve 3

Ingredientes:

- Un paquete de 14 onzas de tofu extra firme, escurrido.
- 1 cucharada de aceite de oliva
- 1 taza de zanahorias en fósforo
- 1 cebolla dulce mediana, cortada en cubos
- 1 pimiento verde mediano, sin semillas, cortado en cubos
- Una lata de 28 onzas de tomates cortados en cubos
- 1 lata de 4 onzas de pasta de tomate
- ½ cucharadas de vinagre balsámico
- 1 cucharada de salsa de soja
- 1 cucharada de jarabe de arce
- 1 cucharada de ajo en polvo
- 1 cucharada de condimento italiano
- Sal y pimienta al gusto

Instrucciones:

1. Cortar el tofu en cubos de ¼- a ½-pulgadas.
2. Calienta el aceite de oliva en una sartén grande a fuego medio-alto.
3. Añade las cebollas, el ajo, los pimientos y las zanahorias; saltéalos hasta que las cebollas se vuelvan translúcidas, unos 10 minutos. Asegúrese de revolver con frecuencia para evitar quemaduras.
4. Ahora añade el vinagre balsámico, la salsa de soja, el jarabe de arce, el ajo en polvo y el condimento italiano.
5. Revuelva bien mientras vierte los tomates cortados en dados y la pasta de tomate; mezcle hasta que todos los ingredientes estén bien combinados.
6. Añade el tofu en cubos y remueve una vez más.
7. Cubre la olla, gira el fuego a medio-bajo y deja que la mezcla se cocine a fuego lento hasta que la salsa se haya espesado, durante unos 20-25 minutos.
8. Sirva el tofu cacciatore en tazones y cúbralo con sal y pimienta al gusto, o, ¡guárdelo para otra comida!

Valor nutritivo por porción: Calorías: 274, Carbohidratos: 33,7 g, Grasas: 9,5 g, Proteínas: 13,6 g.

Receta para la cena: Tofu picante a la parrilla con verduras de Szechuan

Tiempo de preparación 15 minutos/ Tiempo de cocción 3 minutos/ Sirve 4

Ingredientes:

- 1 libra de tofu firme, congelado y descongelado
- 3 cucharadas de salsa de soja
- 2 cucharadas de aceite de sésamo tostado
- 2 cucharadas de vinagre de sidra de manzana
- 1 diente de ajo, picado
- 1 cucharadita de jengibre recién rallado
- 1/4 de cucharadita de copos de pimienta roja
- 1 cucharada de aceite de sésamo tostado
- 1 libra de judías verdes frescas, cortadas
- 1 pimiento rojo, en rodajas
- 1 cebolla roja pequeña, en rodajas
- 1 cucharadita de salsa de soja
- 2 cucharadas de salsa Szechuan
- 1 cucharadita de almidón de maíz

Instrucciones:

1. Comienza cortando el tofu en rodajas de ½" y luego colócalo en una bandeja de hornear poco profunda.
2. Tomar como un pequeño tazón y añadir los ingredientes del marinado. Revuelva bien y luego vierta el tofu.
3. Métase en la nevera durante al menos 30 minutos (o durante la noche si puede).
4. Precaliente la parrilla a fuego medio y luego ase el tofu hasta que esté firme.
5. Llena una olla con agua y ponla a fuego medio.
6. Poner a hervir y luego agregar los frijoles.
7. Blanquear durante 2 minutos y luego escurrir y enjuagar.
8. Toma un pequeño tazón y añade el almidón de maíz y una cucharadita de agua fría.
9. Coloca una sartén a fuego medio, añade el aceite y luego las judías, los pimientos rojos y las cebollas. Revuelva bien.
10. Añade la salsa de soja y la salsa Szechuan y cocina un minuto más.
11. Añade la mezcla de almidón de maíz y revuelve de nuevo.

12. Sirve las verduras y el tofu juntos.

13. ¡Disfrute!

Valor nutritivo por porción: Calorías: 297, carbohidratos: 9g, Grasas: 20g, Proteínas: 24g

Receta de postres y bocadillos: Barra de avena y mantequilla de maní

Tiempo de preparación: 4 minutos/ Tiempo de cocción: 6 minutos/ Sirve: 8

Ingredientes

- 1½ fecha de las tazas, se ha eliminado el pozo
- ½ taza de mantequilla de maní
- ½ taza de avena enrollada a la antigua

Instrucciones:

1. Engrasar y forrar un molde de 8 x 8 pulgadas con pergamino y ponerlo a un lado.
2. Coge tu procesador de alimentos, añade los dátiles y mézclalos hasta que estén picados.
3. Añade la mantequilla de cacahuete y la avena y pulsa.
4. Ponga la cuchara en el molde y luego en la nevera o el congelador hasta que esté listo y sirva.

Valor nutritivo por porción: Calorías: 232, Carbohidratos netos: 35g, Grasas: 9g, Proteínas: 5g

DIA 13

Receta de desayuno: Sándwich de aguacate y salchicha

Tiempo de preparación: 5 minutos/ Tiempo de cocción: 10 minutos/ Sirve: 1

Ingredientes

- 1 hamburguesa de salchicha vegetariana
- 1 taza de col rizada, picada
- 2 cucharaditas de aceite de oliva extra virgen
- 1 cucharada de pepitas
- Sal y pimienta, a gusto

Para la mayonesa picante

- 1 cucharada de mayonesa vegetariana
- 1/8 de cucharadita de polvo de chipotle
- 1 cucharadita de jalapeño picado
- 1 panecillo inglés, tostado
- ¼ aguacate, en rodajas

Instrucciones:

1. Coloca una sartén a fuego alto y añade una gota de aceite.
2. Añade la hamburguesa vegetariana y cocina durante 2 minutos.
3. Dale la vuelta a la hamburguesa y añade la col rizada y las pepitas.
4. Sazona bien y luego cocina unos minutos más hasta que la hamburguesa esté cocida.
5. Busca un pequeño tazón y añade la mayonesa, el polvo de chipotle y el jalapeño. Revuelva bien para combinar.
6. Coloca el panecillo en una superficie plana, unta con el picante y luego lo cubre con la hamburguesa.
7. Añade el aguacate en rodajas y luego sirve y disfruta.

Valor nutritivo por porción: Calorías: 573, carbohidratos: 36g, Grasas: 35g, Proteínas: 21g

La receta del almuerzo: Verdes y sémola de maíz a la parrilla

Tiempo de preparación 60 minutos/ Tiempo de cocción 35 minutos/ Sirve 4

Ingredientes:

- Un paquete de 14 onzas de tempeh
- 3 tazas de caldo de verduras
- 3 tazas de hojas de col, picadas
- ½ taza de salsa BBQ
- 1 taza de sémola sin gluten
- ¼ taza de cebolla blanca, cortada en cubitos
- 2 cucharadas de aceite de oliva
- 2 dientes de ajo, picados
- 1 cdta. de sal

Instrucciones:

1. Precaliente el horno a 400°F.
2. Corta el tempeh en rodajas finas y mézclalo con la salsa barbacoa en una bandeja de hornear poco profunda. Déjelo a un lado y déjelo marinar hasta 3 horas.
3. Calentar una cucharada de aceite de oliva en una sartén a fuego medio, luego agregar el ajo y saltear hasta que esté fragante.
4. Añade las hojas de col y ½ cucharadita de sal en la sartén y cocina hasta que las coles estén marchitas y oscuras. Quítalo del fuego y déjalo a un lado.
5. Cubre la mezcla de tempeh y salsa BBQ con papel de aluminio. Coloca la bandeja de hornear en el horno y hornea los ingredientes durante 15 minutos. Destape y continúe horneando durante otros 10 minutos, hasta que el tempeh esté dorado y crujiente.
6. Mientras se cocina el tempeh, calienta la cucharada de aceite de oliva restante en la sartén previamente usada a fuego medio.
7. Cocina las cebollas hasta que estén doradas y fragantes, unos 10 minutos.
8. Vierte el caldo de verduras y ponlo a hervir; luego baja el fuego a bajo.
9. Lentamente bate la sémola de maíz en el caldo hirviendo. Añade la cucharadita de sal restante de ½ antes de cubrir la sartén con una tapa.

10. Deje que los ingredientes se cocinen a fuego lento durante unos 8 minutos, hasta que la sémola esté suave y cremosa.
11. Sirva el tempeh y la col sobre un tazón de sémola y disfrute, o guárdelo para más tarde.

Valor nutritivo por porción: Calorías: 394, Carbohidratos: 39,3 g, Grasas: 17,6 g, Proteínas: 19,7 g.

Receta para la cena: Hamburguesa de lentejas de quinoa

Tiempo de preparación 30 minutos/ Tiempo de cocción 15 minutos/ Sirve 4

Ingredientes

- 1 cucharada sopera más 2 cucharaditas de aceite de oliva
- 1/4 de taza de cebolla roja picada
- 1 taza de quinoa cocida
- 1 taza de lentejas marrones cocidas, escurridas
- 1 lata de 4 onzas de chiles verdes en dados
- 1/3 taza de copos de avena
- 1/4 de taza de harina para todo uso
- 2 cucharaditas de almidón de maíz
- 1/4 de taza de migas de pan panko de trigo integral
- 1/4 de cucharadita de ajo en polvo
- 1/2 cucharadita de comino
- 1 cucharadita de pimentón
- Sal y pimienta, a gusto
- 2 cucharadas de mostaza de Dijon
- 3 cucharaditas de miel

Instrucciones:

1. Coloca una sartén a fuego medio y añade 2 cucharaditas de aceite de oliva.
2. Añade la cebolla y cocínala durante cinco minutos hasta que esté blanda.
3. Coge un bol pequeño y añade la miel y la mostaza de Dijon.
4. Coge un bol grande y añade los ingredientes de la hamburguesa. Revuelva bien.
5. Formen 4 hamburguesas con sus manos.
6. Coloca una sartén grande a fuego medio y añade una cucharada de aceite.
7. Añade las hamburguesas y cocínalas durante 10 minutos de cada lado.
8. ¡Sirve con la mostaza de miel y disfruta!

Valor nutritivo por porción: Calorías: 268, carbohidratos: 33g, Grasas: 8g, Proteínas: 10g

Receta de postres y bocadillos: Queso crema de anacardo

Tiempo de preparación: 10 minutos/ Tiempo de cocción: 0 minutos/ Sirve:
6

Ingredientes:

- 1 taza de anacardos crudos, remojados durante la noche
- 2-3 cucharadas de agua
- ¼ taza de jugo de limón
- ½ cucharadita de vinagre de sidra de manzana
- 2 cucharadas de levadura nutricional
- Sal, a gusto

Instrucciones:

1. Lavar los anacardos remojados en un colador y luego transferirlos a una licuadora o procesador de alimentos y mezclarlos con 2 o 3 cucharadas de agua hasta que estén suaves.
2. Añade el resto de los ingredientes y mézclalos hasta que se combinen.
3. Si quiere una crema vegetal "queso", añada hierbas picadas, cebollinos, pimientos, zanahorias y cebollas a la mezcla.

Valor nutritivo por porción: Calorías 146, Grasa 10.8 g, Carbohidratos 9.2 g, Proteínas 5.1 g

DÍA 14

Receta de desayuno: Barras de granola masticables sin hornear

Tiempo de preparación 10 minutos/ Tiempo de cocción 10 minutos/ Sirve 8

Ingredientes

- 1/4 de taza de aceite, coco
- 1/4 taza de jarabe de arce
- 1/4 de cucharadita de sal
- 1 cucharadita de extracto de vainilla
- 1/2 cucharadita de cardamomo
- 1/4 de cucharadita de canela
- Una pizca de nuez moscada
- 1 taza de avena a la antigua
- 1/2 taza de almendras crudas, en rodajas
- 1/4 de taza de semillas de girasol
- 1/4 de taza de semillas de calabaza
- 1 cucharada de semillas de chía
- 1 taza de higos secos picados

Instrucciones:

1. Forre una bandeja de hornear de 6 x 8 pulgadas con papel pergamino y póngalo a un lado.
2. Coge una cacerola y añade la miel, el aceite, las especias y la sal.
3. Revuelva a fuego medio hasta que se derrita.
4. Baja el fuego, añade la avena y revuelve para cubrir.
5. Añade la fruta seca, las semillas, las nueces y revuelve de nuevo.
6. Cocina durante 10 minutos.
7. Retire del fuego y transfiera la mezcla de avena a la cacerola.
8. Presiona hasta que esté bien apretado.
9. Dejar enfriar completamente y luego cortar en 8 barras.
10. Sirva y disfrute.

Valor nutritivo por porción: Calorías: 308, carbohidratos: 35g, Grasas: 14g, Proteínas: 6g

La receta del almuerzo: Burritos Portobello

Tiempo de preparación 50 minutos/ Tiempo de cocción 40 minutos/ Sirve 4

Ingredientes:

- 3 setas portobello grandes
- 2 papas medianas
- 4 envoltorios de tortilla
- 1 aguacate mediano, deshuesado, pelado, cortado en cubos.
- ¾ taza de salsa
- 1 cda. de cilantro
- ½ cucharadita de sal
- 1/3 de taza de agua
- 1 cucharada de jugo de lima
- 1 cucharada de ajo picado
- ¼ taza de salsa teriyaki

Instrucciones:

1. Precaliente el horno a 400°F.
2. Engrasa ligeramente una sartén con aceite de oliva (o alternativamente, forra con papel de pergamino) y déjala a un lado.
3. Combina el agua, el jugo de limón, el teriyaki y el ajo en un pequeño tazón.
4. Corta los hongos portobello en rodajas finas y añádelos al tazón. Deje que los hongos se marinen completamente, por hasta tres horas.
5. Corta las patatas en grandes fósforos, como las patatas fritas. Espolvorea las papas fritas con sal y luego transfiérelas a la bandeja. Ponga las patatas en el horno y hornéelas hasta que estén crujientes y doradas, unos 30 minutos. Dale la vuelta una vez a la mitad para que se cocine de forma uniforme.
6. Calienta una sartén grande a fuego medio. Añade las rodajas de champiñones marinados con el resto del adobo a la sartén. Cocina hasta que el líquido se haya absorbido, unos 10 minutos. Quítalo del calor.
7. Llena las tortillas con una cucharada colmada de setas y un puñado de palitos de patata. Cubrir con salsa, aguacates en rodajas y cilantro antes de servir.

8. Sirva inmediatamente y disfrute, o, guarde las tortillas, el aguacate y los hongos por separado para más tarde!

Valor nutritivo por porción: Calorías: 239, Carbohidratos: 34 g, Grasas: 9,2 g, Proteínas: 5,1 g.

Receta para la cena: Macarrones vegetarianos con queso

Tiempo de preparación 40 minutos/ Tiempo de cocción 14 minutos/ Sirve 4

Ingredientes

- Codos de macarrones integrales de 8 onzas, cocidos
- 1 1/2 a 2 tazas de brócoli, ligeramente cocido
- 1 1/2 cucharadas de aceite de oliva extra virgen
- 1 cebolla amarilla pequeña, picada
- 1 papa mediana, pelada y rallada
- 3 dientes de ajo, prensados o picados
- ½ cucharadita de polvo de ajo
- ½ cucharadita de polvo de cebolla
- 1/2 cucharadita de polvo de mostaza seca
- ½ cucharadita de sal marina fina
- Pellizcar las escamas de pimienta roja
- 2/3 taza de anacardos crudos
- 1 taza de agua, o según sea necesario
- 1/4 de taza de levadura nutricional
- 2 cucharaditas de vinagre de sidra de manzana

Instrucciones:

1. Coloca la pasta cocida y el brócoli en un bol grande.
2. Ponga una cacerola grande a fuego medio y añada el aceite.
3. Añade la cebolla y cocínala durante 5 minutos hasta que esté blanda.
4. Añade una pizca de sal, la patata, el ajo, el ajo en polvo, la cebolla, la cebolla en polvo, la mostaza en polvo y las escamas de pimiento rojo. Remueve bien y deja que se cocine un minuto más.
5. Añade los anacardos y el agua y revuelve. Cocinar a fuego lento durante 5-8 minutos hasta que las patatas se hayan cocinado.
6. Viértelo en una licuadora, añade la levadura nutritiva y el vinagre y bátelo hasta que esté suave.
7. Añade el agua lentamente hasta que la salsa alcance la consistencia deseada.
8. Vierta sobre la pasta y el brócoli, revuelva bien y disfrute.

Valor nutritivo por porción: Calorías: 506, carbohidratos: 58g, Grasas: 21g, Proteínas: 18g

Receta de postres y bocadillos: Parfait de caramelo y manzana

Tiempo de preparación 15 minutos/ Tiempo de cocción 0 minutos/ Sirve 4

Ingredientes

- 2 tazas de leche de almendra
- 1/4 de taza de semillas de chía
- 1 cucharadita de canela molida
- 1/4 de taza de aceite de coco, derretido
- 1/4 de taza de jarabe de arce puro
- 2 cucharadas de mantequilla de almendra
- 1/2 taza de manzanas, peladas y cortadas en cubos
- 1/2 taza de granola

Instrucciones:

1. Busca un pequeño bol y añade la leche de almendras, las semillas de chía y la canela.
2. Revuelva bien, luego cúbralo y póngalo en la nevera durante una hora.
3. Toma otro tazón pequeño y añade el aceite de coco, el jarabe de arce y la mantequilla de almendra.
4. Bátalo hasta que esté suave.
5. Coge cuatro tazones y añade la mezcla de coco a cada uno.
6. Cubrir con una capa de granola, manzanas picadas y luego una llovizna de caramelo.

Valor nutritivo por porción: Calorías: 259, carbohidratos: 15g, Grasas: 18g, Proteínas: 5g

DÍA 15

Receta de desayuno: Cazuela de desayuno con salchichas y pimienta

Tiempo de preparación 57 minutos/ Tiempo de cocción 50 minutos/ Sirve 8

Ingredientes

- 10 tazas de pan blanco, en cubos
- 11 cucharadas
- 2 3/4 tazas de agua helada
- 1 1/4 de taza de crema no endulzada a base de plantas
- 2 cucharadas de aceite de oliva extra virgen
- 3 salchichas calientes vegetarianas italianas, en rodajas
- 1 pimiento, sin semillas y picado
- 1 cebolla mediana, picada
- 2 dientes de ajo, picados
- 5 tazas de hojas de espinaca
- 1 taza de parmesano vegetariano, rallado
- 1 cucharadita de sal marina molida, o al gusto
- ½ cucharadita de nuez moscada molida
- ½ cucharadita de pimienta negra molida
- 1 cucharada de perejil fresco, picado
- 1 cucharadita de romero fresco, picado
- 1 cucharadita de tomillo fresco, picado
- 1 cucharadita de orégano fresco, picado
- 1 cucharada de mantequilla vegetariana

Instrucciones:

1. Precalienta el horno a 375°F y engrasa una bandeja de hornear de 13 x 8 pulgadas.
2. Coge un bol mediano y añade el huevo vegetariano, agua, leche y nuez moscada. Bátalo bien hasta que se combinen.
3. Ponga una sartén a fuego medio y ponga el aceite también.
4. A la sartén, agregue la salchicha y cocine de 8 a 10 minutos hasta que se dore. Hazte a un lado después de sacarlo de la sartén.
5. Añade las cebollas y cocínalas durante 3 minutos.
6. Ponga los pimientos y cocínelos durante 5 minutos.

7. Añade la sal, la pimienta y el ajo, y cocina durante 2 minutos, luego retira de la sartén y deja a un lado.
8. Añade las espinacas a la sartén y cocínalas hasta que se marchiten.
9. Quita las espinacas de la sartén y luego córtalas. Exprime el agua.
10. Coge la bandeja de hornear engrasada y añade la mitad del pan cortado en cubitos al fondo.
11. Añade la mitad de las espinacas a la parte superior, seguida de la mitad de las espinacas y la mitad de la mezcla de cebolla y pimiento.
12. Espolvorea con la mitad del parmesano y luego repite.
13. Bata la mezcla de huevos de nuevo y viértala sobre la cacerola.
14. Métela en el horno y hornea durante 30 minutos hasta que se dore.

Valor nutritivo por porción: Calorías: 416, carbohidratos: 48g, Grasas: 12g, Proteínas: 24g

La receta del almuerzo: Estofado de berenjena marroquí

Tiempo de preparación 45 minutos/ Tiempo de cocción 32 minutos/ Sirve 4

Ingredientes:

- 1 taza de lentejas verdes secas
- 1 taza de garbanzos secos
- 1 cdta. de aceite de oliva
- 1 cebolla dulce grande, picada
- 1 pimiento verde mediano, sin semillas, cortado en cubos
- 1 berenjena grande
- 1 taza de caldo de verduras
- ¾ taza de salsa de tomate
- ½ taza de pasas doradas
- 2 cucharadas de cúrcuma
- 1 diente de ajo, picado
- 1 cucharadita de comino
- ½ tsp. allspice
- ¼ cucharadita de chile en polvo
- Sal y pimienta al gusto

Instrucciones:

1. Calentar el aceite de oliva en una sartén mediana a fuego medio-alto.
2. Añade las cebollas y cocínalas hasta que empiecen a caramelizarse y ablandarse, en 5-8 minutos.
3. Cortar la berenjena en cubos de berenjena de ½ pulgadas y añadirla a la sartén junto con el pimiento, el comino, la pimienta de Jamaica, el ajo y la cúrcuma.
4. Revuelva los ingredientes para combinar todo uniformemente y caliéntelo durante unos 4 minutos; luego agregue el caldo de verduras y la salsa de tomate.
5. Cubrir la sartén, bajar el fuego a bajo y cocinar los ingredientes a fuego lento hasta que la berenjena se sienta tierna, o durante unos 20 minutos. Deberías ser capaz de insertar fácilmente un tenedor en los cubos.
6. Destape y mezcle los garbanzos cocidos y las lentejas verdes, así como las pasas y el chile en polvo. Cocina los ingredientes a fuego

lento hasta que todos los sabores se hayan unido, o durante unos 3 minutos.

7. Guarda el guiso para más tarde, o, sirve en un tazón, ponle sal y pimienta al gusto, y disfruta!

Valor nutritivo por porción: Calorías: 417, Carbohidratos: 80,5 g, Grasas: 2,7 g, Proteínas: 17,7 g.

Receta para la cena: Fideos Soba con zanahoria y guisantes de azúcar

Tiempo de preparación 30 minutos/ Tiempo de cocción 5 minutos/ Sirve 6

Ingredientes

- 6 oz. de fideos soba
- 2 tazas de edamame congelado, picado en trozos.
- 10 oz. de guisantes de azúcar o guisantes de nieve
- 6 zanahorias medianas, peladas y cortadas a lo largo
- 1/2 taza de cilantro fresco picado
- 1/4 de taza de semillas de sésamo
- 1/4 de taza de salsa de soja
- 2 cucharadas de aceite de cacahuete de calidad
- 1 lima pequeña, en su jugo...
- 1 cucharada de aceite de sésamo tostado
- 1 cucharada de miel o néctar de agave
- 1 cucharada de miso blanco
- 2 cucharaditas de jengibre recién rallado
- 1 cucharadita de salsa de chile y ajo o sriracha

Instrucciones:

1. Toma un tazón mediano y agrega los ingredientes de la salsa. Revuelvan bien juntos.
2. Ponga dos ollas de agua a hervir.
3. Ponga una pequeña sartén a fuego medio y añada las semillas de sésamo. Tostar durante 5 minutos y luego retirar del fuego.
4. Coloca los fideos en una de las ollas de agua hirviendo y el edamame en la otra.
5. Cocinar a través y luego escurrir.
6. Poner los fideos, el edamame, los guisantes y las zanahorias en un gran tazón.
7. Cúbrelo con el vendaje y tíralo.
8. Añade el cilantro y las semillas de sésamo.
9. Sirva y disfrute.

Valor nutritivo por porción: Calorías: 362, carbohidratos: 49g, Grasas: 13g, Proteínas: 17g

Receta de postres y bocadillos: Barras de masa de galletas cubiertas de chocolate sin hornear

Tiempo de preparación 10 minutos/ Tiempo de cocción 10 minutos/ Sirve 10

Ingredientes

- 1 taza de harina de almendra
- 2 cucharadas de harina de coco
- 1/4 de cucharadita de sal
- 1/3 taza de jarabe de arce puro
- 1/3 taza de mantequilla de almendra
- 1/2 cucharadita de extracto de vainilla
- 3/4 de taza de chispas de chocolate vegetariano
- Para la cobertura de chocolate...
- 1 taza de chispas de chocolate vegetariano
- 2 cucharadas de mantequilla de almendra

Instrucciones:

1. Forre una bandeja de hornear de 9 x 9" con papel de pergamino y póngalo a un lado.
2. Coge un bol grande y añade todos los ingredientes excepto los trozos de chocolate.
3. Revuelva bien y luego agregue las chispas de chocolate.
4. Pásalo a tu molde y luego presiona hacia abajo.
5. Métase en la nevera y déjelo hasta que esté firme.
6. Mientras tanto, encuentra una pequeña sartén y añade las chispas de chocolate y la mantequilla de almendra.
7. Se funden juntos, revolviéndose a menudo durante 10 minutos
8. Vierta la masa de galletas y déjela reposar.
9. Sirva y disfrute.

Valor nutritivo por porción: Calorías: 316, carbohidratos: 27g, grasa: 21g,

Proteína: 6g

DÍA 16

Receta de desayuno: Avena de cardamomo y arándanos

Tiempo de preparación 10 minutos/ Tiempo de cocción 3 minutos/ Sirve 1

Ingredientes

- 3/4 de taza de avena rápida
- 1 1/4 de taza de agua
- 1/2 taza de leche de almendra sin azúcar, dividida
- 1 - 2 cucharadas de jarabe de arce puro
- 1/4 de cucharadita de canela.
- 1/8 de cucharadita de cardamomo
- Un puñado de nueces
- Un puñado de pasas de Corinto secas

Instrucciones:

1. Poner el agua en una pequeña cacerola y llevarla a ebullición.
2. Añade la avena, revuelve, reduce el fuego a medio y cocina durante 3 minutos.
3. Añade la mitad de la leche, revuelve de nuevo y cocina durante unos segundos más.
4. Quítalo del fuego y déjalo reposar durante 3 minutos.
5. Pásalo a un tazón y a con los ingredientes restantes.
6. Llovizna con la leche y luego sirve y disfruta.

Valor nutritivo por porción: Calorías: 347, carbohidratos: 38g, Grasas: 20g, Proteínas: 6g

La receta del almuerzo: La locura de los hongos Stroganoff

Tiempo de preparación 30 minutos/ Tiempo de cocción 25 minutos/ Sirve 4

Ingredientes:

- 2 tazas de fideos sin gluten
- 1 cebolla pequeña, picada
- 2 tazas de caldo de verduras
- 2 cucharadas de harina de almendras
- 1 cucharada de tamari
- 1 cucharadita de pasta de tomate
- 1 cucharadita de jugo de limón
- 3 tazas de champiñones, picados
- 1 cucharadita de tomillo
- 3 tazas de espinacas crudas
- 1 cucharada de vinagre de sidra de manzana
- 1 cucharada de aceite de oliva
- Sal y pimienta al gusto
- 2 cucharadas de perejil fresco

Instrucciones:

1. Prepara los fideos según las instrucciones del paquete.
2. Calienta el aceite de oliva en una sartén grande a fuego medio.
3. Añade la cebolla picada y saltéala hasta que esté blanda durante unos 5 minutos.
4. Añade la harina, el caldo de verduras, el tamari, la pasta de tomate y el zumo de limón y cocina durante 3 minutos.
5. Mezclar los hongos, el tomillo y la sal a gusto, y luego cubrir la sartén.
6. Cocina hasta que los hongos estén tiernos, por unos 7 minutos, y baja el fuego a bajo.
7. Añade los fideos cocidos, las espinacas y el vinagre a la sartén y cubre los ingredientes con sal y pimienta a gusto.
8. Cubre la sartén de nuevo y deja que los sabores se combinen durante otros 8-10 minutos.
9. Sirva inmediatamente, cubierto con el perejil opcional si lo desea, o, guarde y disfrute del stroganoff otro día de la semana!

Valor nutritivo por porción: Calorías: 200, Carbohidratos: 27,8 g, Grasas: 6,5 g, Proteínas: 7,6 g.

Receta para la cena: Hamburguesas de patatas dulces y frijoles negros.

Tiempo de preparación 1 hora y 20 minutos/ Tiempo de cocción 45 minutos/ Sirve 8

Ingredientes

- 1 1/2 libras de batatas, cortadas a lo largo.
- 1 taza de quinoa cocida
- 1 taza de avena a la antigua
- 1 lata de 15 onzas de frijoles negros, enjuagados y escurridos
- 1/2 cebolla roja pequeña, cortada en cubitos
- 1/2 taza de hojas de cilantro fresco, picadas
- 2 cucharaditas de polvo de comino
- 1 cucharadita de chile en polvo
- 1 cucharadita de polvo de chipotle
- 1/2 cucharadita de polvo de cayena
- 1/2 cucharadita de sal
- 1 cucharada de aceite de oliva
- Aceite de oliva, para cocinar hamburguesas
- 8 panes de hamburguesa integrales

Toppings

aguacate, tomate, Pico de Gallo, lechuga, brotes, ketchup, mostaza, pepinillos, queso, etc.

Instrucciones:

1. Precaliente el horno a 400°F y engrase una bandeja de hornear.
2. Ponga las batatas encima y cocínelas durante 30-40 minutos hasta que se ablanden.
3. Deje que se enfríe y luego quite la piel y corte las entrañas.
4. Toma un procesador de alimentos y muele la avena.
5. Coge un bol grande y añade las batatas, la quinoa, las judías negras, la cebolla, el cilantro, el comino, el chile, el chipotle, la cayena y la sal.
6. Mézclalo bien y luego agrega la avena. Revuelva a través.
7. Formar hamburguesas con las manos.
8. Ponga el aceite de oliva en una sartén y colóquelo a fuego medio.

9. Cocina las hamburguesas durante unos 5 minutos por cada lado hasta que se doren.
10. Tostar los bollos y luego agregar las hamburguesas.
11. Sirva y disfrute.

Valor nutritivo por porción: Calorías: 180, carbohidratos: 27g, grasa: 2g,

Proteína: 8g

Receta de postres y bocadillos: Batido de vainilla y almendra (alto contenido en proteínas)

Tiempo de preparación 3 minutos/ Sirve 1

Ingredientes

- 2 cucharadas de polvo de proteína de vainilla vegetariana
- 30g de almendras
- 250 ml de agua

Instrucciones:

1. Poner todo en una licuadora y hacer un bombardeo...
2. Viértelo en vasos y sírvelo.

Valor nutritivo por porción: Calorías 350, Carbohidratos 8 g, Grasas 8 g, Proteínas 45 g

DÍA 17

Receta de desayuno: Increíble granola de almendra y plátano

Tiempo de preparación: 5 minutos/ Tiempo de cocción: 70 minutos/ Sirve: 8

Ingredientes:

- 2 plátanos maduros pelados y picados.
- 4 tazas de copos de avena enrollada
- 1 cucharadita de sal
- 2 tazas de dátiles recién cortados y deshuesados
- 1 taza de almendras tostadas y cortadas en rodajas
- 1 cucharadita de extracto de almendra

Instrucciones:

1. Calienta el horno a 275°F.
2. Con papel de pergamino, alinea dos hojas de hornear de 13 x 18 pulgadas.
3. En una cacerola normal, añada agua, una taza y los dátiles, y deje hervir. A fuego medio, cocínalos durante unos 10 minutos. Los dátiles serán suaves y pulposos. Sigue añadiendo agua a la cacerola para que los dátiles no se peguen a la olla.
4. Después de sacar los dátiles de la temperatura alta, déjelos enfriar antes de mezclarlos con sal, plátanos, extracto de almendras.
5. Tendrás un puré cremoso y suave.
6. A la avena, agregue esta mezcla, y dele una mezcla completa.
7. Dividir la mezcla en mitades iguales y repartirla sobre las planchas de hornear.
8. Hornee durante unos 30-40 minutos, y revuelva cada 10 minutos más o menos.
9. Sabrás que la granola está lista cuando se vuelve crujiente.
10. Después de quitar las hojas de la cocina, déjelas enfriar. Luego, agregue las almendras.
11. Puedes guardar tu granola en un recipiente y disfrutarla cuando tengas hambre.

Valor nutritivo por porción: Calorías: 248,9, carbohidratos: 35,9 g, grasas: 9,4 g, proteínas: 8.

La receta del almuerzo: Ratatouille refinado

Tiempo de preparación 90 minutos/ Tiempo de cocción 1 hora/ Sirve 2

Ingredientes:

- Un bloque de 14 onzas de tofu extra firme, drenado
- 2 grandes tomates reliquia
- 1 berenjena grande
- 1 calabacín grande
- 1 calabaza amarilla grande
- Una gran cebolla amarilla dulce, cortada en cubos
- 1 taza de col rizada
- 1 taza de salsa de tomate
- 2 cucharadas de aceite de oliva
- 1 cucharada de ajo picado
- ¼ cucharadita de chile en polvo
- ¼ cucharadita de vinagre de sidra de manzana
- 1/8 cucharadita de semillas de hinojo
- Sal y pimienta al gusto
- 5-6 hojas grandes de albahaca, finamente picadas

Instrucciones:

1. Precaliente el horno a 350°F.
2. Engrasa ligeramente un plato cuadrado de 8x8" con una cucharada de aceite de oliva y déjalo a un lado.
3. Combina la salsa de tomate, el vinagre, la cucharada de aceite de oliva restante, el ajo, las semillas de hinojo y el chile en polvo en un gran tazón para mezclar.
4. Añade sal y pimienta a gusto y revuelve hasta que todos los ingredientes estén cubiertos uniformemente.
5. Vierte la mezcla en la bandeja de hornear y usa una cuchara para esparcir los ingredientes uniformemente al final del plato.
6. Coloca la col rizada en una capa uniforme sobre la mezcla.
7. Cortar verticalmente los tomates, berenjenas, calabacines, calabazas y cebollas en discos gruesos y redondos; deben parecer platos o platillos en miniatura.
8. Cortar el tofu en rodajas finas, cada una de ellas de tamaño similar a los discos de verduras para una cocción uniforme.

9. Coloca los discos de verduras y las rebanadas de tofu en la parte superior de la col rizada en la bandeja de hornear con un patrón alternado. Por ejemplo: tomate, berenjena, tofu, calabacín, calabaza, cebolla, repite.
10. Llena cada centímetro de la sartén con todas las rebanadas y apílalas contra el borde.
11. Coloca la bandeja de hornear en el horno y hornea hasta que la salsa de tomate se haya espesado y las rebanadas de verduras se hayan ablandado, entre 50 minutos y una hora.
12. Ponga el pisto en un bol y adórnelo con la albahaca picada.

Valor nutritivo por porción: Calorías: 558, Carbohidratos: 61,2 g, Grasas: 24,3 g, Proteínas: 23,7 g.

Receta para la cena: Paella de verduras española

Tiempo de preparación 1 hora y 15 minutos/ Tiempo de cocción 1 hora/
Sirve 6

Ingredientes

- 3 cucharadas divididas de aceite de oliva extra virgen
- 1 cebolla amarilla fina picada mediana
- 1 1/2 cucharaditas de sal marina fina, divididas
- 6 dientes de ajo, prensados o picados
- 2 cucharaditas de pimentón ahumado
- 1 lata de 15 onzas de tomates en dados, escurridos
- 2 tazas de arroz integral de grano corto
- 1 lata de 15 onzas de garbanzos, enjuagada y escurrida
- 3 tazas de caldo de verduras
- 1/3 taza de vino blanco seco o caldo de verduras
- 1/2 cucharadita de hilos de azafrán, desmenuzados
- 1 lata de 14 onzas de alcachofas cortadas en cuartos
- 2 pimientos rojos, cortados en tiras largas de 1/2" de ancho.
- 1/2 taza de aceitunas Kalamata, sin hueso y cortadas por la mitad
- Pimienta negra recién molida
- 1/4 de taza de perejil fresco picado
- 2 cucharadas de jugo de limón
- 1/2 taza de guisantes congelados

Instrucciones:

1. Precaliente el horno a 350°F.
2. Ponga 2 cucharadas de aceite en una sartén y póngalo a fuego medio.
3. Añade la cebolla y cocínala durante cinco minutos hasta que esté blanda.
4. Añade una pizca de sal, el ajo y el pimentón. Cocina durante 30 segundos.
5. Añade los tomates, revuelve y cocina durante 2 minutos.
6. Añade el arroz, remueve y cocina de nuevo por un minuto.
7. Añade los garbanzos, el caldo, el vino o el caldo, el azafrán y la sal.
8. Aumenta el calor a alto y ponlo a hervir.
9. Cúbrelo y ponlo en el horno durante 50 minutos hasta que el arroz se haya absorbido.

10. Forrar una hoja de hornear con papel de pergamino.
11. Coge un bol grande y añade la alcachofa, los pimientos, las aceitunas, 1 cucharada de aceite de oliva, ½ cucharadita de sal y pimienta negra, al gusto. Mezclar para combinar y luego extender sobre la bandeja de hornear preparada.
12. Métase en el horno y cocine durante 40 minutos.
13. Sáquelo del horno y déjelo cocinarse un poco.
14. Añade el perejil, el jugo de limón y los condimentos que sean necesarios. Lanza.
15. Ponga el arroz en una estufa, suba el fuego y hornee el arroz durante cinco minutos.
16. Adorne y sirva con las verduras.

Valor nutritivo por porción: Calorías: 437, carbohidratos: 60g, Grasas: 16g, Proteínas: 10g

Receta de postres y bocadillos: Batido de melón frío

Tiempo de preparación: 10 minutos/ 2 porciones

Ingredientes:

- 1½ tazas de melón, en cubitos
- 2 cucharadas de jugo de naranja concentrado congelado
- ¼ copa de vino blanco
- 2 cubos de hielo
- 1 cucharada de jugo de limón
- Hojas de menta, para adornar

Instrucciones:

1. Mezclar todos los ingredientes para crear una mezcla suave.
2. Cubrir con hojas de menta y servir.

Valor nutritivo por porción: Calorías 100, Carbohidratos 19g, Grasas 0 g

Proteína 1 g

DIA 18

Receta de desayuno: Polenta perfecta con una dosis de arándanos y peras

Tiempo de preparación: 5 minutos/ Tiempo de cocción: 10 minutos/ Sirve: 4

Ingredientes:

- 2 peras recién sacadas del corazón, peladas y cortadas en cubos.
- 1 lote de polenta básica caliente
- ¼ taza de jarabe de arroz integral
- 1 cucharadita de canela molida
- 1 taza de arándanos secos o frescos

Instrucciones:

1. Calentar la polenta en una cacerola de tamaño mediano. Luego, agregar los arándanos, las peras y la canela en polvo.
2. Cocinar todo, revolviendo de vez en cuando. Sabrás que el plato está listo cuando las peras estén blandas.
3. El plato entero estará listo en 10 minutos.
4. Dividir la polenta en partes iguales entre 4 tazones. Añade un poco de compota de pera como último toque.
5. Ahora puedes cavar en este tazón de desayuno libre de problemas y lleno de bondad.

Valor nutritivo por porción: Calorías: 185, Carbohidratos 6,1 g, Grasas 4,6 g, Proteínas 5 g

La receta del almuerzo: Berenjena india rellena

Tiempo de preparación 90 minutos/ Tiempo de cocción 1 hora 10 minutos/ Sirve 5

Ingredientes:

- ½ taza de frijoles negros secos
- 6 berenjenas medianas, peladas
- 3 tomates romanos grandes, cortados en dados
- 1 cebolla morada grande, picada
- 1 pimiento amarillo grande, picado
- 2 tazas de espinacas crudas
- 2 cucharadas de aceite de oliva
- 2 dientes de ajo, picados
- 1 cucharada de pasta de tomate
- 1 cucharadita de azúcar de coco
- 1 cucharadita de comino
- 1 cucharadita de cúrcuma
- Sal y pimienta al gusto
- 2 cucharadas de tomillo, picado

Instrucciones:

1. Precaliente el horno a 400°F.
2. Forre una gran hoja o bandeja para hornear con papel de pergamino y déjela a un lado.
3. Cortar las berenjenas peladas por la parte superior de un lado a otro, teniendo cuidado de no cortarlas por completo.
4. Espolvorea el interior de las berenjenas cortadas con sal y envuélvelas en una toalla de papel para drenar el exceso de agua. Esto podría tomar hasta 30 minutos.
5. Coloca las berenjenas en la bandeja de hornear y hornea en el horno durante 15 minutos. Quita la bandeja del horno y déjala a un lado.
6. Calentar una cucharada de aceite de oliva en una sartén grande a fuego medio-alto. Añade las cebollas picadas y saltéalas hasta que estén suaves, unos 5 minutos.
7. Revuelva con frecuencia, añadiendo los pimientos y el ajo. Cocina los ingredientes hasta que las cebollas estén translúcidas y los pimientos estén tiernos, durante unos 15 minutos.
8. Sazona las espinacas con azúcar, comino, cúrcuma, sal y pimienta.

9. Revuelva todo bien para cubrir los ingredientes de manera uniforme; luego mezcle los tomates, las judías negras, las espinacas y la pasta de tomate.
10. Calentar todo durante unos 5 minutos, y luego retirar la sartén del fuego y dejarla a un lado.
11. Rellena las berenjenas con cucharadas colmadas de la mezcla de verduras. Espolvorea más sal y pimienta a gusto en la parte superior.
12. Rocíe la cucharada de aceite de oliva restante sobre las berenjenas, devuélvalas al horno y hornéelas hasta que se marchiten y se aplanen durante 20 o 30 minutos.
13. Sirva las berenjenas, y si lo desea, adorne con el tomillo fresco opcional.
14. ¡Disfruta de inmediato, o, tienda para disfrutar más tarde!

Valor nutritivo por porción: Calorías: 145, Carbohidratos: 18,3 g, Grasas: 6 g, Proteínas: 4,4 g.

Receta para la cena: Camotes asados y arroz con salsa picante de cacahuetes tailandesa

Tiempo de preparación 50 minutos / Tiempo de cocción 1 hora 25 minutos / 4 porciones

Ingredientes

- 1/2 taza de mantequilla de cacahuete cremosa
- 1/4 de taza de tamari reducido en sodio o salsa de soja
- 3 cucharadas de vinagre de sidra de manzana
- 2 cucharadas de miel o jarabe de arce
- 1 cucharadita de jengibre fresco rallado
- 2 dientes de ajo, prensados
- 1/4 de cucharadita de copos de pimienta roja
- 2 cucharadas de agua
- Para las verduras asadas...
- 2 boniatos, pelados y cortados en trozos de ½".
- 1 pimiento rojo, en rodajas
- 2 cucharadas de aceite de oliva
- 1/4 de cucharadita de polvo de comino
- Sal marina, a gusto

Para el arroz y las guarniciones...

- 1 1/4 taza de arroz integral de jazmín
- 2 a 3 cebollas verdes/cebollas
- Un puñado de cilantro, desgarrado
- Un puñado de cacahuetes, aplastados
- Salsa de chile

Instrucciones:

1. Ponga una gran olla de agua a fuego medio y lleve a ebullición
2. Precaliente el horno a 425°F.
3. Busca un bol grande y añade la batata con una cucharada de aceite, el comino y la sal. Revuelva bien.
4. Pásalo a una bandeja de hornear y luego métalo en el horno durante 35 minutos.
5. Busca un tazón más pequeño y añade el pimiento y el resto del aceite de coco y la sal.

6. Colóquelo en una bandeja de hornear más pequeña y póngalo en el horno durante 20 minutos.
7. Mientras tanto, añade el arroz al agua hirviendo, cúbrelo con la tapa y cocina durante 30 minutos hasta que esté tierno.
8. Escurra el arroz y vuelva a la olla y cúbralo con la tapa. Deje que se siente durante 10 minutos.
9. Quitar la tapa y esponjar con un tenedor.
10. Toma un pequeño tazón y añade los ingredientes de la salsa. Bátelo bien.
11. Agarren sus tazones y agreguen el arroz y las verduras asadas.
12. Rocíen la salsa y cubran con la cebolla, el cilantro y los cacahuetes.

Valor nutritivo por porción: Calorías: 566, carbohidratos: 65g, Grasas: 24g, Proteínas: 17g

Receta de postres y bocadillos: Muffins de chocolate sin aceite

Tiempo de preparación 40 minutos/ Tiempo de cocción 1 hora/ Sirve 12

Ingredientes

- 1 lata de 15 onzas de frijoles negros
- 3/4 de taza de cacao en polvo
- 1/2 taza de azúcar colmada
- 1 plátano pequeño
- 1/4 de taza de compota de manzana sin azúcar
- 6 cucharadas de agua
- 2 cucharadas colmadas de semillas de lino molidas
- 1 1/2 cucharadita de polvo de hornear
- 1 cucharadita de polvo de arrurruz
- 1 cucharadita de extracto de vainilla
- 1/4 de cucharadita de sal

Instrucciones:

1. Precaliente el horno a 350°F y engrase un molde de panecillos de 12 porciones.
2. Coge tu licuadora y añade todos los ingredientes. Silba hasta que esté suave.
3. Viértelo en el molde de las magdalenas y hornéalo durante 30 minutos hasta que esté listo.
4. Deje que se cocine durante 30 minutos.

Valor nutritivo por porción: Calorías: 105, carbohidratos: 15g, Grasa: 1g, Proteína: 5g

DIA 19

Receta de desayuno: Tocino Tempeh ahumado a la perfección

Tiempo de preparación: 5 minutos/ Tiempo de cocción: 10 minutos/ Sirve: 4

Ingredientes:

- 3 cucharadas de jarabe de arce
- Paquetes de 8 onzas de tempeh
- ¼ taza de salsa de soja o tamari
- 2 cucharaditas de humo líquido

Instrucciones:

1. En una cesta de vapor, vaporiza el bloque de tempeh.
2. Mezcla el tamari, el jarabe de arce y el humo líquido en un tazón mediano.
3. Una vez que el tempeh se enfríe, córtelo en tiras y añádalo al adobo preparado. Recuerda: cuanto más tiempo marine el tempeh, mejor será el sabor. Si es posible, refrigerar durante la noche. Si no, marínelo durante al menos media hora.
4. En una sartén, cocine el tempeh a fuego medio-alto con un poco de la marinada.
5. Una vez que las tiras estén crujientes por un lado, déles la vuelta para que ambos lados se cocinen uniformemente.
6. Puedes añadir más adobo para cocinar el tempeh, pero deben estar bien caramelizados. Tomará unos 5 minutos para que cada lado se cocine.
7. Disfruta del crujiente tempeh caramelizado con tu salsa favorita.

Valor nutritivo por porción: Calorías: 130, Carbohidratos: 17, Grasa: 1g, Proteína: 12g.

La receta del almuerzo: Sushi de batata

Tiempo de preparación: 90 minutos/ Tiempo de cocción: 35 minutos/ Sirve: 3

Ingredientes:

- Un paquete de 14 onzas de tofu de seda, escurrido.
- 3-4 hojas de nori
- 1 batata grande, pelada
- 1 aguacate mediano, deshuesado, pelado, cortado en rebanadas
- 1 taza de agua
- ¾ taza de arroz sushi seco
- 1 cucharada de vinagre de arroz
- 1 cucharada de néctar de agave
- 1 cucharada de aminoácidos

Instrucciones:

1. Precaliente el horno a 400°F / 200°C.
2. Revuelva los aminoácidos (o tamari) y el néctar de agave juntos en un pequeño tazón hasta que esté bien combinado, y luego déjelo a un lado.
3. Corta la batata en grandes palos, de alrededor de ½ pulgadas de grosor. Colóquelas en una bandeja de hornear forrada con pergamino y cúbralas con la mezcla de tamari y ave.
4. Hornee los boniatos en el horno hasta que se ablanden durante unos 25 minutos y asegúrese de voltearlos a la mitad para que los lados se cocinen uniformemente.
5. Mientras tanto, hierve el arroz para sushi, el agua y el vinagre en una olla mediana a fuego medio y cocina hasta que el líquido se haya evaporado, durante unos 10 minutos.
6. Mientras cocinan el arroz, corten el bloque de tofu en palitos largos. Los palos deben parecer papas fritas largas y delgadas. Aparta.
7. Retira la olla del fuego y deja que el arroz se asiente durante 10-15 minutos.
8. Cubre tu área de trabajo con un pedazo de papel de pergamino, limpia tus manos, moja tus dedos y coloca una hoja de nori en el papel de pergamino.

9. Cubre la hoja de nori con una fina capa de arroz sushi, mientras te mojas las manos frecuentemente. Deje suficiente espacio para enrollar la sábana.
10. Coloca las tiras de batata asada en una línea recta a través del ancho de la hoja, a una pulgada del borde más cercano a ti.
11. Ponga las rebanadas de tofu y aguacate junto a los palitos de papa y use el papel pergamino como ayuda para enrollar la hoja de nori en un cilindro apretado.
12. Cortar el cilindro en 8 piezas iguales y refrigerar. Repita el proceso para el resto de las hojas y rellenos de nori.
13. ¡Sirve frío o guarda para disfrutar de este delicioso sushi más tarde!

Valor nutritivo por porción: Calorías 290, Carbohidratos 39,2 g, Grasas 10,3 g, Proteínas: 10,3 g.

Receta para la cena: Pasta vegetal

Tiempo de preparación 15 minutos/ Tiempo de cocción 15 minutos/ Sirve 8

Ingredientes:

- 5 oz de pasta
- 2 cucharadas de aceite de oliva
- 3 tomates en cubos
- ½ taza de albahaca picada
- 6 oz de brócoli escurrido y picado
- 1 cucharada de vinagre
- 2 cucharadas de cebollino picado
- 1 cucharada de alcaparras para bebés

Instrucciones:

1. Cocina la pasta según las instrucciones del paquete.
2. En un tazón agregue aceite de oliva, vinagre, tomates y alcaparras y mezcle bien todos los ingredientes.
3. Añade la pasta cocida y mézclala y déjala durante unos 5 minutos.
4. Ahora pon todos los ingredientes restantes en él y bátelos bien. Está listo para servir.

Valor nutritivo por porción: Calorías 594, carbohidratos 57g, proteínas 21g, grasas 24g

Receta de postres y bocadillos: Zanahoria, especias, galletas de avena

Tiempo de preparación 20 minutos/ Tiempo de cocción 10 minutos/ Sirve 12

Ingredientes

- 1 taza de avena
- 3/4 de taza de harina de trigo
- 1 1/2 cucharadita de polvo de hornear
- 1 cucharadita de canela molida
- 1/2 cucharadita de clavos molidos
- 2 cucharadas de aceite de coco derretido
- 1/2 taza de leche de coco
- 1/2 taza de compota de manzana
- 1 cucharadita de extracto de almendra
- 1 taza de azúcar de coco granulada
- 1 taza de zanahorias, finamente ralladas

Instrucciones:

1. Caliente el horno a 325°F y forre una hoja de hornear con papel pergamino. Hazte a un lado.
2. Añade la avena, la harina, la canela en polvo y el clavo en un tazón mediano.
3. Remueve bien y luego hazte a un lado.
4. Toma un gran tazón para mezclar y añade el aceite, la leche de coco, el puré de manzana, el extracto de almendras y el azúcar de coco.
5. Revuelva bien y luego añada lentamente la mezcla de harina.
6. Añade la zanahoria y dóblala.
7. Ponlo en la bandeja de hornear y métalo en el horno durante 8-10 minutos.
8. Enfriar ligeramente y luego servir y disfrutar.

Valor nutritivo por porción: Calorías: 181, carbohidratos: 28g, Grasas: 5g, Proteínas: 4g

DÍA 20

Receta de desayuno: Desayuno de semillas de melocotón y Chia Parfait

Tiempo de preparación: 5 minutos/ Tiempo de cocción: 10 minutos/ Sirve: 4

Ingredientes

- ¼ semillas de chia de taza
- 1 cucharada de jarabe de arce puro
- 1 taza de leche de coco
- 1 cucharadita de canela molida
- 3 melocotones medianos, cortados en dados pequeños
- 2/3 de taza de granola

Instrucciones:

1. Busca un pequeño tazón y añade las semillas de chía, el jarabe de arce y la leche de coco.
2. Revuelva bien, luego cúbralo y póngalo en la nevera durante al menos una hora.
3. Busca otro bol, añade los melocotones y espolvorea la canela. Hazte a un lado.
4. Cuando llegue el momento de servir, toma dos vasos y vierte la mezcla de chia entre los dos.
5. Espolvorea la granola por encima, guardando una pequeña cantidad a un lado para usarla para decorar más tarde.
6. Ponga los melocotones encima y la granola de reserva y sirva.

Valor nutritivo por porción: Calorías: 260, Carbohidratos: 22g, Grasas: 13g, Proteínas: 6g

La receta del almuerzo: Hamburguesas de frijol negro y quinoa

Tiempo de preparación 40 minutos/ Tiempo de cocción 8 minutos/ Sirve 3

Ingredientes:

- 1 taza de frijoles negros secos
- ½ taza de quinua seca
- ½ cebolla morada, picada
- ¼ taza de pimiento
- 2 cucharadas de ajo, picado
- ½ taza de harina de trigo integral
- 2 cucharadas de aceite de oliva
- ½ cdta. de hojuelas de pimiento rojo
- ½ cdta. de pimentón
- 1 cdta. de sal
- 1 cucharadita de pimienta
- 4-6 hojas grandes de lechuga
- Semillas de sésamo tostadas

Instrucciones:

1. Calentar una cucharada de aceite de oliva en una sartén a fuego medio-alto, y luego agregar las cebollas, los pimientos, el ajo, la sal y la pimienta.
2. Saltear hasta que los ingredientes empiecen a suavizarse, durante unos 5 minutos. Quita la sartén del fuego y deja que se enfríe durante unos 10 minutos.
3. Una vez que las verduras se hayan enfriado, ponlas en un procesador de alimentos junto con los frijoles cocidos, la quinua, la harina y las especias restantes; pulsa hasta que sea una mezcla con trozos.
4. Coloca una cacerola cubierta con papel pergamino y forma la mezcla en 6 hamburguesas de tamaño uniforme.
5. Coloca las hamburguesas en la sartén y ponlas en el congelador durante unos 5 minutos para evitar que se desmoronen.
6. Calienta el aceite restante en una sartén a fuego alto y añade las hamburguesas.
7. Cocina las hamburguesas hasta que se doren, durante unos 2-3 minutos por cada lado.

8. Sirva cada hamburguesa envuelta en una hoja de lechuga (o panecillo de hamburguesa) y, si lo desea, coloque encima las semillas de sésamo tostadas opcionales. Alternativamente, guardar para disfrutar más tarde.

Valor nutritivo por porción: Calorías: 200, Carbohidratos: 40,5 g, Grasas: 10,6 g, Proteínas: 9,5 g.

Receta para la cena: Pasta de verano con ajo y calabacín

Tiempo de preparación 10 minutos/ Tiempo de cocción 10 minutos/ Sirve 4

Ingredientes:

- 4 calabacines
- 1 paquete pequeño de pasta cocida
- ½ col morada en rodajas finas
- 1 cucharada de aceite de oliva
- 10 dientes de ajo picados
- 1 cucharada de jugo de limón
- 1 taza de tomillo de limón
- 2 cucharadas de almendras picadas
- ½ cucharadita de sal y pimienta negra molida

Instrucciones:

1. Precaliente el horno a 450F y hornee calabacines durante unos 8 minutos.
2. Tome un tazón grande, añada calabacín horneado, col y pasta en él, y bata bien.
3. Ahora agregue todos los elementos restantes en él y mézclelo y está listo para servir.

Valor nutritivo por porción: Calorías 255, Proteínas 8g, Grasas 17g, Carbohidratos 21g

Receta de postres y bocadillos: Manzanas de canela

Tiempo de preparación: 20 minutos/ Tiempo de cocción: 60 minutos/
Sirve: 4

Ingredientes:

- 2 manzanas
- 1 cucharadita de canela

Instrucciones:

1. Precalentar la estufa a 220 grados F.
2. Deshuesa las manzanas o córtalas en rodajas con una cuchilla afilada o un cortador de mandolina.
3. Colócalos en un bol y espolvoréalos con canela. Usa tus manos para asegurarte de que las manzanas están completamente cubiertas.
4. Disponga los cortes de manzana en una bandeja de silicona o en una hoja para hornear forrada con papel de pergamino.
5. Hornea durante una hora y luego voltea las manzanas.
6. Hornea durante una hora más. Entonces, apaga el horno y deja la sábana en la estufa hasta que se enfríe.
7. Servir cuando se desee o almacenar en un contenedor sellado hasta una semana.

Valores nutricionales por porción: Calorías 33, Grasa 0.1 g, Carbohidratos 9.1 g, Proteínas 0.2 g

DÍA 21

Receta de desayuno: Galletas con chispas de chocolate

Tiempo de preparación: 20 minutos/ Tiempo de cocción: 0 minutos/ Sirve: 20

Ingredientes:

- 1½ tazas de anacardos asados, salados
- Dátiles Medjool sin hueso de 8 onzas
- 3 cucharadas de aceite de coco
- 2 cucharaditas de extracto de vainilla
- 2 tazas de avena a la antigua.
- 1 taza de chispas de chocolate semidulce o negro.

Instrucciones:

1. Forrar una hoja de hornear con papel de pergamino.
2. En el tazón de un procesador de alimentos, agregue los anacardos, los dátiles, el aceite de coco, la vainilla y la avena.
3. Pulso hasta que se combinen, y todos los bultos se rompan.
4. En el caso de que la masa parezca estar seca, añada una cucharada más de aceite de coco y un poco de agua. Mezcla las chispas de chocolate.
5. Divide la mezcla en bolas del tamaño de 18 a 20 cucharadas y colócalas en la bandeja de hornear preparada. Usando la palma de su mano, presione delicadamente cada bola en círculos planos. Mueve la sábana al refrigerador por 10 o 15 minutos o hasta que las galletas estén firmes. Valores **nutricionales por porción: Calorías** 207, Grasa 9.4 g, Carbohidratos 28.1 g, Proteínas 4.2 g

La receta del almuerzo: Curry tailandés verde

Tiempo de preparación 30 minutos/ Tiempo de cocción 18 minutos/ Sirve 4

Ingredientes:

- 1 taza de arroz blanco
- ½ taza de garbanzos secos
- 2 cucharadas de aceite de oliva
- Un paquete de 14 onzas de tofu firme, drenado
- 1 pimiento verde mediano
- ½ cebolla blanca, en cubitos
- 2 cucharadas de pasta de curry verde
- 1 taza de leche de coco reducida en grasas
- 1 taza de agua
- 1 taza de guisantes, frescos o congelados
- 1/3 de taza de albahaca tailandesa fresca picada
- 2 cucharadas de jarabe de arce
- ½ cdta. de jugo de lima
- Una pizca de sal

Instrucciones:

1. Corta el tofu en trozos de ½ pulgadas.
2. A fuego medio-alto, calentar el aceite de oliva en una sartén grande y freír el tofu unos 3 minutos por cada lado.
3. Saque la sartén de la estufa y ponga el tofu a un lado en un tazón mediano con los garbanzos cocidos.
4. Usando la misma sartén a fuego medio-alto, agregue el pimiento y las cebollas y saltee hasta que se ablanden, durante unos 5 minutos.
5. Retire la sartén del fuego, añada la pasta de curry verde, agua (o caldo vegetal) y leche de coco a la sartén.
6. Revuelva hasta que la pasta de curry esté bien incorporada; luego agregue el tofu, los garbanzos y los guisantes a la mezcla y cocine por 10 minutos más.
7. Ponga la albahaca tailandesa, el jarabe de arce y la sal, y lleve la mezcla a una burbuja de cocción baja, revolviendo constantemente durante unos 3 minutos. Quítalo del calor.
8. Servir con arroz, cubierto con albahaca tailandesa picada adicional, o guardarlo para más tarde!

Valor nutritivo por porción: Calorías: 327, Carbohidratos: 35,6 g, Grasas: 14,9 g, Proteínas: 12,5 g.

Receta para la cena: Pasta de pesto con tomate secado al sol

Tiempo de preparación 15 minutos/ Tiempo de cocción 15 minutos/ Sirve 5

Ingredientes:

- 1 taza de hojas de albahaca fresca
- 6 onzas de tomates secados al sol
- 1 cucharada de jugo de limón
- ½ cucharadita de sal
- ¼ taza de aceite de oliva
- ¼ taza de almendras
- 3 dientes de ajo picados
- ½ cucharadita de hojuelas de pimiento rojo picado
- 8 onzas de pasta

Instrucciones:

1. Cocina la pasta según las instrucciones dadas. Para su elaboración, el pesto tuesta las almendras a fuego medio en una pequeña sartén durante unos 4 minutos.
2. En una licuadora se ponen los tomates secados al sol, la albahaca, el ajo, el jugo de limón, la sal, las escamas de pimiento rojo y las almendras tostadas y se mezcla. Mientras que la mezcla añade aceite de oliva en ella y la mezcla, hasta que se convierte en forma de pesto.
3. Ahora cubre la pasta con el pesto y sírvela.

Valor nutritivo por porción: Proteína 30g, Calorías 345, Grasas 9g, Carbohidratos 34g

Receta de postres y bocadillos: Plátano Chocolate Crema de Niza

Tiempo de preparación 10 minutos/ Tiempo de cocción 0 minutos/ Sirve 2

Ingredientes

- 2 grandes plátanos maduros cortados en pequeños trozos, congelados durante al menos 12 horas
- 1/2 taza de leche de almendra sin azúcar
- 1/4 de taza de nueces picadas
- Plumas de cacao o chispas de chocolate vegetariano

Instrucciones:

1. Coge la licuadora y añade la leche de almendras y los plátanos y bate hasta que esté suave.
2. Añada más leche si es necesario.
3. Espolvorear con las nueces y luego servir y disfrutar.

Valor nutritivo por porción: Calorías: 249, carbohidratos: 32g, Grasa: 11g,

Proteína: 6g

DIA 22

Receta de desayuno: Queso de anacardo para untar

Tiempo de preparación: 5 minutos/ Tiempo de cocción: 0 minutos/ Sirve: 5

Ingredientes:

- 1 taza de agua
- 1 taza de anacardos crudos
- 1 cucharadita de levadura nutricional
- ½ cdta. de sal
- Opcional: 1 cucharadita de ajo en polvo

Instrucciones:

1. Remoje los anacardos durante 6 horas en agua.
2. Escurra y transfiera los anacardos remojados a un procesador de alimentos.
3. Añade una taza de agua y todos los demás ingredientes y mézclalos.
4. Para obtener el mejor sabor, sirva frío.
5. Disfrute inmediatamente, o guarde para más tarde.

Valor nutritivo por porción: Calorías: 151 kcal, Carbohidratos: 8,8 g, Grasa: 10,9 g, Proteína: 4,6 g.

La receta del almuerzo: Sopa de hongos y verduras

Tiempo de preparación: 5 minutos/ Tiempo de cocción: 25 minutos/ Sirve: 8

Ingredientes:

- 1 cebolla picada
- 3 cucharadas de aceite de oliva
- 3 dientes de ajo picados
- 2 tazas de flores de brócoli
- 12 onzas de hongos finamente cortados y recortados
- 8 tazas de caldo de verduras
- 1 calabacín cortado en dados
- 1 cucharada de orégano seco
- ¼ taza de salsa de soja
- 1 cucharada de tomillo seco
- 1 cucharadita de sal
- 1 cucharadita de pimienta negra molida

Instrucciones:

1. Cocina la cebolla en aceite a fuego medio durante 5 a 7 minutos.
2. Añade el ajo y cocina un minuto más. Ahora agregue todos los ingredientes restantes y cocine por unos 15 minutos. Mezclarlo y servirlo caliente.

Valor nutricional por porción: calorías 102, carbohidratos 19g, proteínas 5g, grasas 1g.

Receta para la cena: Ensalada de proteína de almendra tostada

Tiempo de preparación: 30 minutos/ Tiempo de cocción: 0 minutos/ Sirve: 4

Ingredientes:

- ½ taza de quinua seca
- ½ taza de frijoles marinos secos
- ½ taza de garbanzos secos
- ½ taza de almendras enteras crudas
- 1 cdta. de aceite de oliva extra virgen
- ½ cdta. de sal
- ½ cdta. de pimentón
- ½ tsp. cayena
- Una pizca de chile en polvo
- 4 tazas de espinacas, frescas o congeladas
- ¼ taza de cebolla morada, picada

Instrucciones:

1. Prepara la quinoa según la receta. Guardar en la nevera por ahora.
2. Prepara las judías según el método. Guardar en la nevera por ahora.
3. Mezcle las almendras, el aceite de oliva, la sal y las especias en un gran tazón, y revuelva hasta que los ingredientes estén cubiertos uniformemente.
4. Ponga una sartén a fuego medio-alto y transfiera la mezcla de almendras a la sartén caliente.
5. Asar mientras se remueve hasta que las almendras estén doradas, unos 5 minutos. Es posible que oigas los ingredientes estallar y crujir en la sartén mientras se calientan. Revuelva con frecuencia para evitar el ardor.
6. Apaguen el fuego y echen la quinoa y los frijoles cocidos y enfriados, las cebollas y las espinacas o las verduras mixtas en la sartén. Revuelva bien antes de transferir la ensalada de almendras tostadas a un bol.
7. Disfruta de la ensalada con el aderezo que prefieras, o, ¡guárdala para más tarde!

Valor nutritivo por porción: Calorías 206, Carbohidratos 25 g, Grasas 7,4 g, Proteínas: 10 g.

Receta de postres y bocadillos: Batido de Choc-Banana

Tiempo de preparación: 3 minutos / 2 porciones

Ingredientes

- 1 banana
- 2 cucharadas de semillas de cáñamo
- 2/3 de taza de agua
- 2 tazas de hielo
- 1 taza de leche de almendras o anacardo
- 2 cucharadas de polvo de proteína de chocolate vegano
- 2 cucharadas de polvo de cacao

Instrucciones:

1. Poner todo en una licuadora y hacer un bombardeo...
2. Viértelo en vasos y sírvelo.

Valor nutritivo por porción: Calorías 240, Carbohidratos 22 g, Grasas 6 g, Proteínas 24 g

Conclusión

Gracias por llegar al final de este libro. La dieta a base de plantas es adecuada para cualquiera que quiera mejorar la calidad de la vida cotidiana, aumentar el nivel de su energía, mejorar la salud y prevenir diversas enfermedades.

Las dietas a base de plantas se están volviendo muy populares y cada vez más personas están cambiando a dietas a base de plantas por diversas razones. Las dietas basadas en el consumo de alimentos vegetales y ricas en frijoles, nueces, semillas, frutas y verduras, granos enteros y alimentos a base de cereales pueden proporcionar todos los nutrientes necesarios para una buena salud y ofrecen alternativas asequibles, sabrosas y nutritivas a las dietas basadas en la carne. Todas las comidas a base de plantas son nutricionalmente equilibradas ya que contienen sólo ingredientes orgánicos y naturales saludables.

Sigue con esta simple dieta, y verás todos los beneficios para ti. ¡Esta es la dieta que no sólo a ti, sino a toda tu familia le encantará!

Lo que tienes que hacer ahora es probar las diferentes recetas que se describen en el libro. Como hemos visto en el libro, hay muchas ventajas de adaptarse a los alimentos vegetales. En general, es la mejor manera de llevar una vida sana. Si estás luchando con desafíos de peso, ¿por qué no pruebas las recetas bajas en calorías? No tienes que hacerte completamente vegetariano de vez en cuando, matando esos antojos de carne de la manera correcta. Con el tiempo te darás cuenta de los beneficios de comer alimentos vegetales.

CPSIA information can be obtained
at www.ICGtesting.com
Printed in the USA
BVHW090812231120
593969BV00009B/817